鞠建伟临床经验集

主编 吕丛奎 刘艳艳 牟授菡

U0324981

中国中医药出版社
·北京·

图书在版编目（CIP）数据

鞠建伟临床经验集 / 吕丛奎，刘艳艳，牟授菡主编 . —北京：
中国中医药出版社，2019.1
ISBN 978 - 7 - 5132 - 5108 - 2

Ⅰ . ①鞠…　Ⅱ . ①吕…　②刘…　③牟…　Ⅲ . ①肾病 (中
医) —中医临床—经验—中国—现代　Ⅳ . ① R256.5

中国版本图书馆 CIP 数据核字（2018）第 154094 号

中国中医药出版社出版

北京市朝阳区北三环东路 28 号易亨大厦 16 层
邮政编码　100013
传真　010-64405750
保定市中画美凯印刷有限公司印刷
各地新华书店经销

开本 880×1230　1/32　印张 8.25　字数 210 千字
2019 年 1 月第 1 版　2019 年 1 月第 1 次印刷
书号　ISBN 978 - 7 - 5132 - 5108 - 2

定价　38.00 元
网址　www.cptcm.com

社 长 热 线　010-64405720
购 书 热 线　010-89535836
维 权 打 假　010-64405753

微信服务号　zgzyycbs
微商城网址　https://kdt.im/LIdUGr
官 方 微 博　http://e.weibo.com/cptcm
天猫旗舰店网址　https://zgzyycbs.tmall.com

如有印装质量问题请与本社出版部联系（010-64405510）

《鞠建伟临床经验集》编委会

*

主 编
吕丛奎　刘艳艳　牟授菡

副主编
尹燕志　贺玉珍

编 委
吕丛奎　刘艳艳　牟授菡
尹燕志　贺玉珍

目录

第一章　医家传略 / 1

第二章　学术思想 / 5

一、肾病诊疗重视先天与后天的关系…… 6

二、提出"健脾补肾"为治疗慢性肾脏病的
关键…………………………………… 7

三、肾脏病的特点是本虚标实，临证多兼夹
湿与瘀………………………………… 7

四、临证应辨证与辨病相结合………… 9

五、中西医结合各取所长……………… 9

第三章　临床经验 / 13

一、血尿的治疗………………………… 14

二、蛋白尿的治疗和雷公藤多苷片的应用… 15

三、大黄、海藻、槟榔在慢性肾衰中的应用… 16

四、对药、药串的临床应用…………… 18

五、对常用中药的见解………………… 30

六、对常用方剂的见解………………… 35

第四章　验案精选 / 41

慢性肾小球肾炎……………………… 42

一、病因病机 …………………… 42

二、诊断与鉴别诊断 …………… 43

三、辨治要点 …………………… 45

四、验案精选 …………………… 51

肾病综合征 ………………………… 74

一、病因病机 …………………… 74

二、诊断与鉴别诊断 …………… 75

三、辨治要点 …………………… 76

四、验案精选 …………………… 79

慢性肾衰竭 ………………………… 91

一、病因病机 …………………… 94

二、辨治要点 …………………… 94

三、用药特色 …………………… 100

四、验案举例 …………………… 103

急性肾衰竭 ………………………… 125

一、病因病机 …………………… 126

二、诊断与鉴别诊断 …………… 129

三、辨治要点 …………………… 132

四、验案精选 …………………… 137

尿路感染 …………………………… 140

一、病因病机 …………………… 141

二、诊断与鉴别诊断 …………… 142

三、辨治要点 …………………… 143

四、验案精选 …………………… 147

尿路结石 …………………………… 149

一、病因病机 …………………… 149

二、诊断与鉴别诊断 ················· 150

三、辨治要点 ····················· 153

四、验案精选 ····················· 155

糖尿病肾脏病 ······················· 157

一、病因病机 ····················· 158

二、诊断与鉴别诊断 ················· 163

三、辨治要点 ····················· 167

四、验案精选 ····················· 174

过敏性紫癜性肾炎 ··················· 183

一、病因病机 ····················· 184

二、诊断与鉴别诊断 ················· 185

三、辨治要点 ····················· 190

四、验案精选 ····················· 194

系统性红斑狼疮性肾炎 ··············· 206

一、病因病机 ····················· 207

二、诊断与鉴别诊断 ················· 208

三、辨治要点 ····················· 210

四、验案精选 ····················· 217

良性肾小动脉硬化症 ················· 220

一、病因病机 ····················· 220

二、诊断与鉴别诊断 ················· 221

三、辨治要点 ····················· 223

四、验案精选 ····················· 227

尿酸性肾病 ······················· 229

一、病因病机 ····················· 229

二、诊断与鉴别诊断 ················· 231

三、辨治要点……………………………… 234

四、验案精选……………………………… 237

乙型肝炎病毒相关性肾病…………………… 240

一、病因病机……………………………… 241

二、诊断与鉴别诊断……………………… 241

三、辨治要点……………………………… 244

四、验案精选……………………………… 247

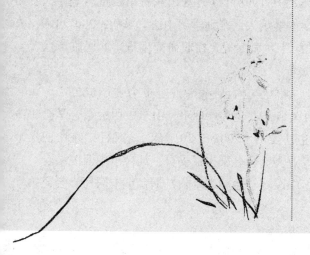

第一章

医家传略

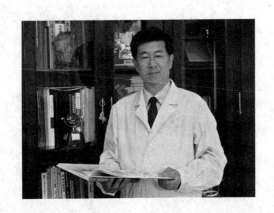

鞠建伟，男，1961年1月生，山东威海市人。烟台业达医院党委书记、院长，滨州医学院附属烟台业达医院中西医结合内科主任医师、教授，硕士研究生导师，山东省名中医，山东省五级中医药师承指导老师，鞠建伟名医工作室（山东省卫生计生委颁发）学术带头人。

鞠建伟教授1984年7月毕业于山东中医学院（现山东中医药大学）中医专业；1994年3月～1995年2月在北京中日友好医院学习；1995年5月～1998年7月为山东省第二批名老中医周世章主任医师的学术继承人，跟师学习中医肾脏病；2001年9月～2004年7月在青岛大学医学院在职研究生班（西医临床医学）学习。

曾任中国中西医结合学会肾脏病专业委员会委员（2002～2016年），山东中西医结合学会常务理事，山东中西医结合学会肾脏病专业委员会主任委员（2005～2014年）；现任山东中西医结合学会肾脏病专业委员会名誉主任委员，烟台市中西医结合学会理事长，烟台市中医药学会副理事长，烟台市中医药学会肾脏病专业委员会主任委员，烟台市医学会肾脏病专业委员会副主任委员。

在学术方面，鞠建伟教授对内科疾病，尤其肾脏病的诊治造诣颇深，能够熟练运用中西医结合方法诊治急慢性肾衰竭、急慢性肾小球肾炎、难治性肾病综合征、间质性肾炎、马兜铃酸肾病、泌尿系感染、高血压、糖尿病、血管炎、高尿酸血症等原发性和继发性肾脏疾病，中医辨证治疗肝胆疾病、偏头痛、慢性胃肠疾病等内科疑难杂症也有很好的疗效。

近8年撰写科研论文28篇，完成科研项目7项。先后被山东省政府授予"中医工作先进个人三等奖"；2008年被烟台市人民政府授予"烟台市先进工作者"；被烟台市政府授予烟台市跨世纪学科带头人；烟台市2002～2006年度科学技术拔尖人才；2012～2017年任烟台市人大代表；2012年被山东省卫生厅授予"山东省名中医"；2012年获山东省医药卫生行业杰出贡献人物奖，2013年被烟台市人大授予优秀人大代表荣誉称号，2014年获"奥赛康杯"中国最具惠民精神的基层医院院长荣誉称号。

第二章

学术思想

一、肾病诊疗重视先天与后天的关系

《黄帝内经》和历代医家均认为，肾为先天之本，脾为后天之本。肾藏精，为人体生长发育、生殖之源，生命活动之根，故称先天之本。肾所藏之精是机体生长、发育和生殖的主要物质基础；肾主水液，在调节人体水液平衡方面起着极为重要的作用。若肾中精气的蒸腾气化失司，可导致水液的运化障碍，出现水肿、癃闭等症；肾与膀胱相通，若肾与膀胱的气化失司，水道不利，可导致小便频急、淋沥不尽、尿道涩痛的淋证。因此，肾脏疾病多表现为以水液、精微物质、血液运行失常引发的各种病证，其发病多涉及肺、脾、肾三脏，尤以脾与肾的先后天关系为要。

鞠建伟教授认为，脾与肾的先后天关系是肾脏病理论的基础。先天温养激发后天、后天补充培育先天，则脾肾健旺充盛，身体方能健康。脾主运化水液，须靠肾气的蒸化及肾阳的温煦；肾主水液代谢，又赖脾气及脾阳的协助和制约（即后天养先天和"土能制水"）。脾肾两脏相互协同调节，共同主司水液代谢的协调平衡。脾虚化源不足，可导致五脏之精少而肾失滋养；同样，肾阳虚衰则脾失温煦，运化失职。

慢性肾脏病多病程绵长，病久则多虚，脾虚则运化失司，血液外溢，湿浊内生，精微不足；肾气虚则气化功能失常，内生水湿，精关不固；肺虚不能通调水道，则水液内停。脏腑功能虚损，具体可表现为肺肾气虚、脾肾阳虚、肝肾阴虚和气阴两虚，说明本虚之源在肺、脾、肾、肝四脏，尤以脾肾虚损为著。

二、提出"健脾补肾"为治疗慢性肾脏病的关键

鞠建伟教授认为，脾肾气虚是慢性肾脏病的病理基础。许多医家也认为，慢性肾脏病的病理基础在于脾肾两脏的虚损。肾为先天之本，脾为后天之源，先天禀赋不足，后天失于调养，所以脾胃虚损是导致此病的病理基础。

健脾补肾法是将健脾和补肾两大治疗法则相结合，治疗中既重视气虚，亦不忘固肾，立足健脾益气补肾这一根本。同时兼顾血虚、水湿、浊毒等兼夹之证，力求调整机体气血阴阳之平衡。人身气血相互关联，并相互依存。气行则血行，气滞则血瘀，血液的运行有赖于气的推动。慢性肾脏病以脾肾两脏的虚损为主，脾气虚则运化失司，湿浊内生，精微不足；肾气虚则气化功能失常，内生水湿，精关不固。肾脏病亦有因外邪内犯直接引起肾关不固者，发病前无明显肾气虚，精关不固引起精微物质大量流失，使脾肾功能进一步恶化，故益脾肾之气与固肾脏之本两者相辅相成，为治疗慢性肾脏病的关键。

三、肾脏病的特点是本虚标实，临证多兼夹湿与瘀

鞠建伟教授认为，慢性肾脏病多本虚，以气虚、阴虚、阳虚为主，如脾肾气虚、脾肾阳虚。脾肾气虚表现为腰脊酸痛，神疲乏力或浮肿，纳呆或腹胀，大便溏薄，尿频或夜尿多，舌质淡，苔薄白，脉细。处方以六君子汤加减。本证临床最多见，一般处于疾病早中期。脾肾阳虚表现为全身浮肿，面色苍白，畏寒肢冷，腰脊冷痛，身疲纳少，大便溏薄，阳痿早泄，舌淡嫩胖、有齿痕，脉沉细或沉迟无力。方以济生肾气丸加减。鞠建伟教授认

为，此类患者往往处于慢性肾脏病后期，多为肾功能不全，体质差，易外感，可酌情加用玉屏风散补肺气，以避免多次感染引起肾功能加速恶化。

标证可有水湿、湿浊、湿热、瘀血等不同，临床或表现为颜面、肢体浮肿等"显性"水湿证，或表现为纳呆、恶心或呕吐、口中黏腻、腹胀、身体困重、尿黄短少、大便不爽、苔白腻或黄腻、脉滑等"隐性"水湿证，临证不可不辨。

慢性肾脏病多以气虚为本，脾气虚则运化失司，湿浊内生；肾气虚则气化功能失常，内生水湿；肺气虚不能通调水道，水液内停。水湿、湿浊之邪内蕴日久，气血运行失畅，血行迟滞而成瘀。临证应注意湿浊、瘀血、湿热为患，治疗宜扶正祛邪并举。

浊毒是慢性肾脏病发展到肾衰阶段的特征性病理产物，是导致病变进行性恶化的主要原因，从寒而化表现为湿浊证，从热而化表现为湿热证。对于临床表现为纳呆、口中黏腻、腹胀等，鞠建伟教授多采用健脾祛湿法，药如茯苓、白术、山药等；如临床表现为身体困重、舌苔厚腻、恶心呕吐，或兼风热外感，多采用芳香化湿法，药如藿香、佩兰、砂仁、苍术等；如临床表现为颜面、肢体浮肿，则采用利水渗湿法，药如薏苡仁、泽泻、猪苓、牵牛等药。水湿、湿浊之邪内蕴日久，气血运行失畅，则血行迟滞而成瘀，临床酌情加赤芍、桃仁、红花、丹参、三七等活血化瘀药。有时临床上并不能找到舌脉之瘀象，但血凝、血脂、血液流变学指标均有所提示，为此，治疗上应采用活血化瘀之法，将宏观辨证与微观辨证相结合。实践证明，这样能有效缓解病情进展。西医学认为，慢性肾脏病大多与机体免疫功能紊乱有关，其中凝血机制障碍在疾病的发生、发展过程中起着重要作用。益气活血类方药可有效调整机体的免疫功能，改善血液流变学，延缓慢性肾脏病的病程。

四、临证应辨证与辨病相结合

中医擅长辨证治疗，西医擅长辨病治疗，两种治疗方法各有特色。辨证治疗是从患者的具体证候去确定疾病的属性、疾病的部位，从而确定治疗方法。辨证治疗具有很大的优越性，但也有局限之处。清代徐灵胎在《医本全集》中明确指出，"欲治病者，先识病之后，求其病之所以然，又当辨其由之各不同，然后考虑其治之法，一病必有主方，一病必有主药"，充分说明辨病治疗的重要性。

鞠建伟教授临床上注重辨证与辨病密切结合，提倡辨证必须先识病，在识病的基础上运用辨证论治的方法确立疾病的证型，分清病性的虚实，以指导临床治疗。一些患者在慢性肾炎、慢性肾衰早期无明显的症状，这个时期如不及时进行实验室检查，单纯用中医辨证可能会得出"无病"的诊断，或在非特异性症状的导向下作出错误或不太准确的"辨证"，有可能耽误病情。如果采用西医的诊断标准和病证分级标准，诊断就很明确。特别是经肾脏穿刺活检后诊断就十分明确。若患者临床上是以胃肠道症状为主要表现的慢性肾衰，不进行肾功能检查，就可能会误诊为单纯的胃脘痛等而贻误病情。对此，疾病的确诊，先要明确是否为慢性肾衰，然后再按中医的辨证方法确定为不同的证型。两种诊断方法结合起来才可避免误诊，取得更好的治疗效果。

五、中西医结合各取所长

鞠建伟教授指出，治病不能囿于单独的中医药或单纯西药的偏见，要"两条腿走路"，只要能改善患者病情，就可博采众长，拿来我用。

各种原发、继发性肾炎、肾衰等疾病必须根据相关指南明确诊断，对慢性肾脏病诊治指南了然于胸。西药在控制血压、血糖、蛋白尿，快速纠正贫血、电解质紊乱方面疗效确切，对急进性肾炎等进展快速的疾病起效快，可避免病情延误；中药在改善症状、减轻激素副作用、治疗伴血尿的肾炎、改善肾衰患者生活质量方面优势明显。对于慢性肾炎，特别是蛋白尿量较大（如 >1g/24h）者，根据病理分型，服用激素和 / 或免疫抑制剂效果明显。对于蛋白尿量偏小者，雷公藤多苷片与中药联合，不但疗效明显，而且可避免激素的副作用。皮质激素仅对少数类型如微小病变肾病缓解率较高，但易复发。对激素依赖型和复发型患者，鞠建伟教授认为，随着激素剂量的变化，即"首剂量→减量→停用"，机体可相应出现"阴虚→气阴两虚→阴阳两虚"的病理改变。对此，初期为大剂量激素治疗阶段，目的是滋阴降火、清热解毒，治以六味地黄汤加减，同时静脉点滴生脉注射液。激素减量阶段应益气养阴，治以生脉散加减，药如女贞子、旱莲草等。激素维持治疗阶段应温肾助阳，祛浊分清，治以参苓白术散加减。激素停止阶段为防止复发，需阴阳双补为主，以金匮肾气丸加减。如此可明显提高激素的治疗效果，减轻或避免副作用的产生，减少激素依赖和病情复发。

慢性肾炎的病理分型对激素无效或不敏感者，如膜性肾病在激素与环孢素等均无效的情况下，鞠建伟教授认为应以中药为主，在辨证论治的基础上综合治疗，或温补脾肾，或清热止血，或解毒利湿，可选用芡实、沙苑子、黄芪、五味子、黄精等有降尿蛋白作用的药物，在辨病的基础上辨证。

鞠建伟教授常强调联合用药，重视饮食调摄，中药与西药可联合应用。西药在控制血压、抗血小板聚集方面效果确切，中药在改善患者乏力、纳差、血尿等方面效果较好，如此联合应用，可抑制肾小球内免疫炎症，减缓肾脏纤维化，减慢肾衰竭的到来。对年龄较大的患者，即使病理类型较重，尿检有明显异常，临床用药时也应以补肾固本为主，不主张太过攻伐，以免伤正气。

第三章

临床经验

一、血尿的治疗

导致血尿的原因很多，但共同的病机可以归为火热熏灼、迫血妄行和气虚不摄、血溢脉外两类。正如《景岳全书·血证》所说："血本阴精，不宜动也，而动则为病。血主荣气，不宜损也，而损则为病。盖动者多由于火，火盛则逼血妄行；损者多由于气，气伤则血无以存。"火热之中又有实火、虚火之分，外感风热燥火、湿热内蕴、肝郁化火等均属实火，阴虚火旺之火则属虚火。气虚之中又有仅见气虚和气损及阳、阳气亦虚之别。从证候的虚实来说，由气火亢盛所致者属实证；由阴虚火旺及气虚不摄所致者，属虚证。

慢性肾炎以血尿（畸形红细胞）为主，西医治疗效果不明显，中药辨证治疗则效果显著。急性期常表现为肉眼血尿，伴尿频、尿色黄赤，治疗以清热凉血为法，选用小蓟饮子、十灰散等加减。病情逐渐发展，病情表现以虚实夹杂为主，治疗以化瘀止血为法，一方面顾护正气，另一方面应祛瘀生新。对病程长、病情缓解不明显、临床表现一派本虚之象者，治疗以益气摄血为法。此类患者临床证候以血热实证为多，治疗以清热凉血、活血为主，多选大蓟、小蓟、白茅根、藕节、棕榈炭、地榆炭等药物，但仅凉血止血有血止而瘀留之弊，故可酌情加三七、白及等药物以散瘀血。血尿急性期多伴有外感表证，此时及时清热解表，方能获效。

二、蛋白尿的治疗和雷公藤多苷片的应用

中医的精和西医的蛋白都是维持机体生命活动的基本物质，因此，中医的"水谷精微"与西医蛋白的概念有相似之处。蛋白尿会使人体内的蛋白丢失。中医学认为，"精气夺则虚"（《素问·通评虚实论》）。蛋白尿可归于中医学"精气下泄""虚劳"范畴。脾为气血生化之源，主运化、统摄血液；肾为先天之本，主水液，分清泌浊；肺主一身之气，司呼吸，通调水道，朝百脉，有主治节、通调水道、下输膀胱的作用。蛋白尿（水谷精微）的产生、输布与这三脏关系密切，三脏功能失调则易发水肿。《景岳全书·肿胀》指出："凡水肿等证乃肺、脾、肾三脏相干之病。盖水为至阴，故其本在肾；水化于气，故其标在肺；水唯畏土，故其制在脾。今肺虚则气不化精而化水，脾虚则土不制水而反克，肾虚则水无所主而妄行。"

慢性肾炎特别是蛋白尿量较大（如 2g/24h 以上）者，应根据病理分型确定治疗方案，采用中西医结合治疗，很多患者需服激素和／或免疫抑制剂、雷公藤多苷等。皮质激素对微小病变肾病疗效确切，对膜性肾病、局灶阶段硬化性肾炎联合免疫抑制剂亦有一定的缓解率。

鞠建伟教授是山东省最早应用雷公藤多苷片的肾病专家之一。雷公藤多苷是从卫矛科植物雷公藤根提取精制而成的一种脂溶性混合物，为我国首先研究利用的抗炎免疫调节中草药，有"中草药激素"之称。其生理活性由多种成分（二萜内酯、生物碱、三萜等）协同产生，既保留了雷公藤生药的免疫抑制等作用，又去除了许多毒性成分，临床上可用于治疗类风湿性关节炎、原发性肾小球肾病、肾病综合征、紫癜性及狼疮性肾炎、红斑狼疮、亚急性及慢性重症肝炎、慢性活动性肝炎，亦可用于过

敏性皮肤脉管炎、皮炎和湿疹，以及银屑病性关节炎、麻风反应、白塞病、复发性口疮、强直性脊柱炎等。中医学认为，雷公藤具有祛风解毒、除湿消肿、舒筋活络的功效。近年来，随着临床研究的深入，其应用范围不断扩大，如治疗儿童过敏性紫癜性肾炎、慢性荨麻疹、干燥综合征、Graves眼病、肾性蛋白尿等都取得了一定效果。鞠建伟教授临床应用雷公藤多苷片联合中药或激素治疗难治性肾病综合征、膜性肾病，特别是老年慢性肾脏病患者取得了较好的缓解率，且未发现明显不良反应。雷公藤多苷片的不良反应较环磷酰胺、来氟米特等西药免疫抑制剂相对要轻，主要累及血液系统、生殖系统、泌尿系统和消化系统等，表现为白细胞减少、女性月经紊乱、肝功异常等。但据南京军区总医院的研究发现，该药的副作用大多可逆，即停药后大多数患者的血白细胞、肝功、月经异常等均可恢复正常。

三、大黄、海藻、槟榔在慢性肾衰中的应用

大黄：味苦，寒，入脾、胃、大肠、肝、心包经。功能清肠通便，泻火解毒，凉血逐瘀通经，利湿退黄，用于实热积滞便秘，血热吐衄，目赤咽肿，痈肿疔疮，肠痈腹痛，瘀血经闭，产后瘀阻，跌打损伤，湿热痢疾，黄疸尿赤，淋证，水肿；外治烧烫伤。酒大黄善清上焦血分热毒，用于目赤咽肿，齿龈肿痛。熟大黄泻下力缓，泻火解毒，用于火毒疮疡。大黄炭凉血化瘀止血，用于血热有瘀出血证。

海藻：味苦、咸，寒，入肝、胃、肾经。功能软坚散结，消痰利水。用于结核、瘿瘤瘰疬、睾丸肿痛、浮肿等。海藻苦能泄热，咸可软坚，寒能清热，故有软坚散结、清热消痰之功，并有利水作用，常与大黄、槟榔合用，泻下消积，利水通便。

槟榔：味苦、辛，温，入胃、大肠经。功能降气行滞，可用

于食积气滞、腹胀腹痛、大便不畅，或下利后重等，常与大黄、木香等同用；用于脚气浮肿，常与紫苏、生姜等同用。槟榔苦能降、辛能散、温可通行，故能降气行滞。气降则积行水消，所以具有降气破滞、通行导滞、利水化湿及杀虫作用，用于食积气滞、腹胀、腹痛、气急咳喘、水肿脚气等症。

慢性肾衰竭辨证为湿热浊毒内蕴者，临床多表现为胃脘胀满、恶心呕吐，口气秽浊，周身及口中有氨味，大便干燥闭结不通，舌红，苔垢腻，脉弦滑或沉滑。此时用大黄苦寒清泄热结，蠲除浊毒，同时配以砂仁、草果仁、苍术、藿香芳香醒脾，化湿辟秽，既不会苦寒伤胃，又无辛燥伤阴之弊，且血肌酐、尿素氮尚可下降较快，临床症状改善明显。大黄一般以醋制，后入药，用量 10～15g，具体用量根据大便次数进行调节，以每日大便 2～3 次为宜，泻下物应为基本成形的软便，不应为稀水，以防过分泻下后损伤胃气。中医治疗慢性肾衰竭大多从泻下立论，采用不同的药物、通过不同的途径促使血肌酐、尿素氮从大便乃至皮肤等途径排出体外，其中大黄的应用频率无疑是最多的。现代研究证实，大黄的有效成分大黄鞣质有改善氮质代谢的作用，大黄蒽醌和大黄蒽醌葡萄苷通过抑制肾小球系膜 DNA 和蛋白质的合成，引发系膜细胞生长抑制等。

现代研究证实，大黄具有以下作用：①攻下泻毒导滞，使一部分氮质由肠道排出体外。②活血化瘀，能改善肾衰竭患者的高凝、高黏状态。③通过利尿发挥作用。④含有许多人体必需的氨基酸。⑤抑制系膜细胞及肾小管上皮细胞增生。⑥减轻肾脏受损后的代偿性肥大，抑制残余肾的高代谢状态。⑦纠正肾衰竭时的脂质紊乱。

需要注意的是，大黄虽为治疗慢性肾衰竭之有效药物，但必须结合辨证进行使用，属湿热毒邪壅结呈痰瘀互结者方为适宜。

大便次数以每日 1～2 次为宜，不可过度使用。大黄既可排除肠内毒素，清洁肠道；又可清解血分热毒，使邪有出路，还能通过泻下作用减轻肾间质水肿，与活血化瘀、芳化湿浊之品配伍，效果较好。

脾胃虚寒、脾阳虚衰者，虽湿浊内阻，但大便稀溏，则不可急用大黄。误用容易加重脾阳虚衰，化源匮乏，使病情恶化。慢性肾衰竭以脾肾两虚为本，若舌淡、苔白、大便溏泄，1 天 2～3 次或 3～5 次，辨证为脾胃虚寒或脾肾阳虚者，应慎用或不用大黄。否则会加重脾胃虚寒或脾肾阳虚的程度，加速病情恶化。这两类患者以人参、黄芪、白术、葛根、山茱萸、何首乌之属健脾益肾，疗效较好。

鞠建伟教授临床治疗慢性肾衰常用的灌肠方也是以大黄为君药，取其清肠通便、泻火解毒、凉血逐瘀之功。验方组成：大黄 30g，海藻 30g，蒲公英 60g，煅龙骨 60g（先煎），煅牡蛎 60g（先煎）。上药煎水 200mL 灌肠，用于慢性肾衰、尿素氮、血肌酐较高、大便不畅、恶心、呕吐等疗效较好。

四、对药、药串的临床应用

鞠建伟教授常采用对药或药串治疗慢性肾脏病，效果明显。

1. 杜仲—续断

杜仲：味甘，性温，入肝、肾经。功效补肝肾，强筋骨，安胎。肝主筋，肾主骨。肝充则筋健，肾充则骨强。杜仲为治疗肝肾不足、腰膝酸痛之要药。肝肾充则胎元自安，因而可治疗胎动不安、崩漏等。此外亦可用于肝肾虚寒的阳痿、小便淋沥不尽等。此药还有降压作用，高血压肾虚者可用，阴虚火旺不可用。对于肝肾不足的腰腿疼痛及两足无力、阳痿、尿频等症，可与续断、牛膝、熟地黄、山茱萸等为伍；对于寒湿腰痛，可与桂枝、独活、秦艽等为伍；对于女性经期腰痛，可与当归、川芎、白芍同用；对于肾虚型高血压，可与桑寄生、牛膝等同用。杜仲配续断，功能补肝肾，利腰膝，固冲任，常用于肝肾不足所致诸症。

续断：味甘，性微温，入肝、肾经。功效补肝益肾，活络止痛，具有补而能宣、行而不泄的特性，可用治腰痛脚弱、崩漏、带下、胎动不安；亦可用治关节不利、筋骨折伤，有通利关节、续筋接骨之功。

杜仲与续断同入肝、肾二经，皆有补肝肾、强筋骨、安胎之功。然杜仲甘温，偏入肾经气分，长于补养，为治肾虚腰痛之要药；续断味苦而重，偏入肾经血分，长于活血通络，为跌打损伤、腰痛之要药。两药相须为用，止血中寓行血，使止血补血而不留瘀。两药亦常与牛膝同用，能增强补肝肾、利腰膝之效。因此，杜仲、续断、牛膝既是对药也是药串。

2. 牛膝—桑寄生

牛膝：味苦、酸，性平，入肝、肾经。功效补肝肾，活血通经，舒筋利痹，引血下行，利尿通淋。因牛膝性善下行，活血通经，故可治妇女血瘀经闭、痛经、月经不调；能舒筋利痹，可治风湿痹痛、关节疼痛；能利尿通淋，可治血淋、热淋、尿血；能补肝肾，强筋骨，可用于肝肾不足之腰膝酸痛、筋骨疼痛等症；能引热下行，可治咽喉肿痛、口舌生疮、牙痛、吐血咯血、鼻出血等。牛膝的补肝肾之功不及川续断、杜仲。川牛膝长于活血通经，舒筋利痹，消肿止痛；怀牛膝长于补益肝肾，强筋壮骨。

桑寄生：味苦、甘，性平，入肝、肾经。功效祛风通络，养血益精，安胎降压。味苦、甘，质偏润，能除血中风湿，为祛风益血之品，兼能舒筋通络，适用于痹痛、筋骨不利、腰膝酸痛等症。因能养血益精，入肝、肾经，故可用于胎动、胎漏因精血不足所致者，妊娠腰疼亦可应用。本药祛邪之力有余，补益之功不足，故不能列为补益剂。桑寄生还有降压、利尿作用，如桑寄生30g，夏枯草15g，生杭芍9g，地龙9g，决明子9g，可治疗高血压、四肢麻木等。

3. 黄精—益智仁

黄精：味甘，性平，入脾、肺、肾经。功效补脾益气。用于脾肾气虚之倦怠食少，或病后虚弱、乏力等症，与党参、黄芪同用；气虚精亏，与枸杞子、熟地黄为伍。黄精养阴润肺，可用于肺阴不足之干咳无痰。其作用颇类熟地黄，唯熟地黄长于补肾阴，益精血；而本药补脾润肺，兼养阴生津，常用于脾肾气虚、病后虚损、营养不良之症。黄精的健脾补阴作用优于黄芪。黄芪长于补脾益气，无养阴作用，而黄精有养阴润肺作用。黄精滋腻，凡痰湿壅盛、消化不良者不宜用。与川厚朴、苍术之类同用，能够减轻滋腻之性。

益智仁：味辛，性温，入脾、肾经。功效温脾止泻，摄涎止唾，用于脾胃虚寒、腹中冷痛、吐泻、食少，或呕吐清涎，常与党参、白术、干姜、砂仁等同用。益智仁有补肾固精、缩小便作用，常用于肾气虚寒之遗精遗尿、小便频数、白浊等症，且与菟丝子、桑螵蛸、山药、乌药等同用。益智仁属温燥之品，易于伤阴助火，阴虚火旺及湿热者忌用。

益智仁常与黄精同用，黄精健脾养阴作用明显，益智仁健脾温胃作用明显。两者均善治脾虚，对脾虚、阴虚、蛋白尿，效果良好。

4. 枸杞子—菟丝子—女贞子—桑椹子—五味子—覆盆子

枸杞子：味甘，性平，入肝、肾经。功效滋补肝肾，益血生精，养肝明目。滋补肝肾，用于肝肾精亏、腰背酸痛等，可与黄精同用；养肝明目，用于肝肾不足、头晕头昏、迎风流泪，与菊花、熟地黄、山药等同用。枸杞子补肾生精，益血明目，为平补肝肾之药。肾主骨，腰为肾之府，肾精充则腰背强健。肝开窍于目，精血上奉于目则视物清晰，故凡肾精亏虚、肝肾不足之头晕头昏、视物不清等均可应用。

女贞子：味甘、苦，性凉，入肝、肾经。功效滋补肝肾，明目。与枸杞子比，女贞子补中有清，对肝肾阴亏、虚火内动、骨蒸潮热之腰膝酸软和须发早白等甚宜。女贞子补阴之力不如熟地黄，但补而不腻，补阴之力与枸杞子相当。

菟丝子：味甘、辛，性微温，入肝、肾、脾经。功效补肾益精。用于肾虚阳痿、遗精耳鸣、腰膝酸软、小便频数等，可与枸杞子、覆盆子、五味子或补骨脂同用；用于肾阴不足，可与熟地黄、山药同用。菟丝子有养肝明目作用，用于肝肾不足之视力减退、目涩、目眩等，可与熟地黄、枸杞子、桑椹子、女贞子同用。菟丝子还益脾止泻，用于脾肾两虚之大便泄泻，可与山药、莲子、党参、茯苓等同用。菟丝子既可补阳又可滋阴，具有温而不燥、补而不滞的特点，为平补肝、脾、肾之良药。因有益精、明目、止泻之功，故适用于肾虚阳痿、腰痛遗精，以及肝肾不足之目眩不明、大便泄泻等症。菟丝子虽阳虚、阴虚均可用，但常用于补益肾阳，与沙苑子同类。沙苑子长于补肾阳益肝，缩尿固精。

桑椹子：味甘、酸，性寒，入肝、肾经。功效滋阴补血，补益肝肾。用于阴血虚少之眩晕、失眠等，可与女贞子、旱莲草同用；用于津少之消渴，可与生地黄、麦冬、花粉同用。桑椹子亦可除血热，清补滋养肝肾。凡阴血虚少之眩晕、失眠，津少之消渴，血虚津少之便秘均可应用。桑椹子长于补阴养血生血，与熟地黄相似，但熟地黄甘温，滋补力强，善于填精。桑椹子滋补力弱，兼息风，对风阳上扰之症可用。但本药性寒，脾虚便溏者忌用。

五味子：味酸、甘，性温，入肺、心、肾经。五味子又分南五味子和北五味子，这里主要讲北五味子，功效敛肺固表止汗，涩精止遗，生津止渴。用于肺虚咳嗽，常与党参、麦冬、杏仁等同用；用于阴虚盗汗或阳虚自汗，常与牡蛎、白术、麻黄根等同用；用于肾虚精关不固，常与桑螵蛸、附子、龙骨等同用；用于津液不足之口干渴，常与党参、麦冬同用。五味子五味具备，但以酸、咸为主。其性温，但非温燥可比，长于收敛肺气而滋肾水，适用于肺虚久咳、气短、肾虚精亏之自汗盗汗、久泻等症。

覆盆子：味甘、酸，性温，入肝、肾、膀胱经。功效益肾固精缩尿，养肝明目。用于遗精滑精、遗尿尿频，常与桑螵蛸、益智仁、菟丝子、山茱萸等同用；用于遗精、阳痿、早泄等，常与枸杞子、菟丝子、五味子、车前子等同用。覆盆子甘能补益，酸能收敛，补而兼固，为补益肝肾、收敛固涩之药。

涩肠七君子——金樱子、五味子、五倍子、乌梅、柯子、肉豆蔻、白扁豆，均有涩肠止泻作用。其中，五倍子兼有止血缩尿作用；乌梅可养阴，止血，敛肺。

5. 大黄—槟榔—海藻

槟榔：味苦、辛，性温，入胃、大肠经。功效杀虫消积，下气通便，利水消肿，对肠道多种寄生虫有效。用于食积气滞、腹胀腹痛、大便不畅或下利后重等，常与大黄、木香等同用；用于脚湿气、浮肿，常与紫苏、生姜等同用；苦能降，辛能散，温可通行，故能降气行滞。气降则积行水消，所以能降气破滞，通行导滞，利水化湿及杀虫。但该药耗气，气虚下陷者忌服。槟榔口嚼有麻醉作用，可引起痰液增多，人有欣快感，可用阿托品抵抗。

海藻：味苦、咸，性寒，入肝、胃、肾经。功效软坚散结，消痰利水。可用于结核、瘿瘤瘰疬、睾丸肿痛等症。苦能泄热，咸可软坚，寒能清热，故有软坚散结、清热消痰之功，并有利水作用，常与大黄、槟榔合用，泻下消积，利水通便。海藻可使甲状腺缩小、乳腺萎缩、乳汁分泌减少。

海藻与大黄合用：海藻软坚散结，消痰利水；大黄消肿，泄热毒，破积滞，行瘀血。两药合用，可加强软坚散瘀排毒作用，用于慢性肾衰后期效果明显。

6. 麻黄—桂枝

麻黄：味辛、苦，性温，入肺、膀胱经。功效宣肺气，开腠理，透气窍，祛风寒，为感冒风寒表实无汗、肺气壅闭、气喘咳嗽的常用要药。生用发汗解表，利水退肿；炙用发汗力弱，润肺作用强，多用于止咳平喘。本品应间歇应用为宜，因发散作用强，用量不宜过大。体虚多汗、肺虚咳嗽者忌用，高血压不宜用。

桂枝：味辛、甘，性温。入肺、心、膀胱经。功效发汗解肌，温经止痛，助阳。本品发汗作用不及麻黄，然温经散寒之力较强。麻黄辛苦开泄，重在宣发卫气，开腠发汗而寒解。桂枝辛甘温煦，重在透达营气，解肌发汗而散风邪。凡风寒伤及营卫，如毛窍闭塞、表实无汗者，宜用麻黄。桂枝配白芍，表虚外感用之，能调和营卫，解表而无大汗之弊。里虚寒，可温阳，温通经脉，缓急止痛。与附子合用，能温经散寒，通络止痛；与茯苓、白术同用，可通阳利水，温化痰饮；与当归、首乌合用，可调血通经；与杏仁、厚朴同用，可下气止咳。麻黄配桂枝主解风寒，可增强发汗解表作用，配干姜则温肺化饮，配杏仁则止咳平喘，配白术则利水渗湿，配附子则温经散寒，配石膏则清泄肺热。麻黄中含有麻黄碱、麻黄油等，麻黄碱有显著松弛气管及平滑肌作用，能解除因气管痉挛引起的呼吸困难。

7. 党参—黄芪

党参：味甘，性平。入脾、肺经。功效补中益气，生津养血。党参不燥不腻，养胃和中，健运中气，凡脾胃气虚之体倦食少、肺气不足之气短咳嗽，以及血虚津伤者用之最宜，气虚、血虚者皆可应用。

党参补气作用与人参相似，故补益药中可代替人参。中满、痞硬均宜，反藜芦。明党参味甘、微苦，性寒，可润肺化痰，和胃止呕，不能代替党参。

黄芪：味甘，性微温，入脾、肺经。功效补气止汗，利尿消肿，排脓。黄芪有升发之性，故能补气升阳，并可固表止汗。补气可以生血，气升则水自解，所以又能鼓舞正气，排毒排脓，温阳益气以利水退肿。凡肺脾气虚之头眩气短、懒言无力、食少便溏、发热畏寒、久泻久痢、崩漏经血、气虚盗汗、痈疡肿毒，气血不足之溃脓或溃久不愈，以及气虚导致的小便不利、皮肤水肿皆可应用。黄芪功偏温补，易于助火，故气喘湿阻、消化不良，或外疡初起之表实邪盛之证均不宜用。黄芪与人参、党参皆能补气，但黄芪亦能解表，为治表虚之要药。人参、党参善补阳虚之气，为治里虚之药，且人参甘温平和，补气并能益阴；黄芪甘温补气，易于助火，故气虚兼阳不足者可用人参。两者合用，协同力大，炒用补气利强，炙用止汗利水，托疮生肌宜生用。

8. 白术—苍术

白术：味甘、苦，性温，入脾、胃经。功效健脾益气，燥湿利水，止汗安胎。甘温和中，可燥湿，为补脾燥湿要药。脾为营卫生化之源，又主运化水湿。脾气健则水湿可利，肌表可固，所以又有利水止汗之功。凡脾虚不适，或痰饮停留而致胁满皆为主药。白术有燥性，能耗伤阳津，凡阳虚内热或口干唇燥、津液不足者不宜用。

苍术：味辛、苦，性温，入脾、胃经。功效燥湿健脾，祛风湿，解表。苦则燥烈，辛则开散，燥能化湿，为祛风胜湿、燥湿健脾之要药，适用于胸腹胀满、痰饮水肿、风寒湿痹、痰湿吐泻之症。尤对湿邪效果明显，无论表里上下，皆可随症配伍。苍术尚有明目作用，对内障、外障、青盲、夜盲均有良效；尚能解表发汗，但发表剂中很少使用。

白术与苍术皆能健脾，但白术甘苦性缓，补多于散，能止汗，以补脾益气为主；苍术辛苦性烈，善于发汗，以燥湿健脾为主。脾阳虚弱，多用白术健脾；脾虚实证，多用苍术运脾。若脾虚湿润，和运兼施，则二术同用。生用燥湿利水，炒用健脾和胃，焦用可减燥性，土炒可止泻。

9. 芡实——沙苑子

芡实：味甘、涩，性平，入脾、肾经。功效健脾止泻，益肾固精，祛湿止带。味甘健脾，故可祛湿止泻。脾主健运，脾虚则健运失职，湿盛则濡泻，用之则健运康复，湿祛泻止。味涩益肾，故可固精缩尿，肾虚、肾精不固之梦遗滑精、膀胱失约之小便不利等均可应用。用治带下，取其收涩利湿之效。脾虚泄泻，常与党参、白术、山药、茯苓等同用。

芡实与山药功效相似，两者皆平和，不腻不燥。然山药之补力较芡实为强，而芡实之涩胜于山药。但山药能补肺，芡实只用于脾肾，而不及于肺。

沙苑子：味甘，性温，入肾、肝经。功效补益脾肾，缩尿固精。目为肝窍，瞳孔属肾，故又有明目之功。沙苑子除用于肝肾不足、遗精腰痛、尿频不尽等症外，亦为肝肾两亏、头晕目眩之要药，对肾气不足的蛋白尿亦有一定效果，但须量大方有效。对肾气不足之腰膝酸软、遗精早泄、小便不尽等，常与山药、莲须等同用；蛋白尿多配合金锁固精丸；肝肾两亏之头晕眼花、目睛不明、视物不清，常与生地黄、熟地黄、女贞子等配伍。

10. 女贞子—旱莲草

女贞子：味甘、苦，性平，入脾、肾经。功效滋养肝肾，强筋骨，清虚热，明目乌发。用于肝肾不足之头晕耳鸣、腰膝酸软、头发早白，阴虚内热之肺痨潮热，以及阴虚阳亢所致的头晕、目眩、耳鸣。肝肾阴亏之目瞳不明，常与生地黄、枸杞子、菊花、沙苑子等同用。对阴虚型蛋白尿及血尿效果也佳。

旱莲草：甘味、酸，性寒，入肝、肾经。功效补肾益阴，凉血止血。用于阴虚火旺、血热妄行之一切失血之症。肾主骨，齿为骨之余。肝主血，发为血之余。旱莲草既入肝肾，又补肾阴，有乌发固齿之功，对须发早白、肝肾阴虚尤为适用。脾胃虚寒之大便溏泄者，不宜使用。现代研究显示，旱莲草提取物有止血作用，可增加冠脉流量，改善心电图 T 波，并有改善组织缺氧、镇痛镇静作用。

女贞子冬气之日采，旱莲草夏气之日采，两者合用，有交通节气、顺应阴阳之妙。相须为用，补肝肾、强筋骨、凉血止血、清虚热、乌须发之力增强，主要用治肝肾不足之虚热诸症。如肝肾阴亏、血不上荣所致的头晕目眩、失眠、健忘、腿软无力、头发早白等，以及阴虚火旺、迫血妄行所致尿血等。本品与生地榆、白茅根、小蓟同用，能够利尿通淋，凉血止血。

11. 丹参—丹皮

丹参：又称紫丹参，味苦，性微寒，入心、心包、肝经。功效活血祛瘀，凉血消痈，养血安神。丹参活血化瘀，行血止痛，可用于心脉瘀阻引起的冠心病心绞痛，气滞血瘀所致的胃脘痛、月经不调、痛经，产后恶露不尽、乳滞等。丹参又能祛瘀生新，用于瘀血引起的出血；还能养血安神，用于湿热病热入营血而致的心烦、不寐等，心血不足所致的心悸、失眠、烦躁不安等；亦能凉血消痈，用治痈疮等症。现代研究证实，丹参还能扩张冠状动脉，增加血流量，降低血糖、血压。

丹皮：味苦、辛，性微寒，入心、肝、肾经。功效清热凉血祛瘀。可用于外感热病后热入营血证、阴虚内热证及瘀血经闭、疮疡内痈等。

丹参与丹皮配伍，主要用于血热瘀滞、月经不调、痛经、闭经、产后瘀阻等。丹参既能通行血中之滞，又能凉散血中之热，并能清热化滞，又善清透阴分伏火，两药配对，相须为用，共奏凉血活血、祛瘀生新、清透血热之功。临床可用于血热瘀滞所致月经不调，温热病热入营血之吐血、衄血、发斑，热痹之关节红肿疼痛。

12. 辛夷—藁本

辛夷：味辛，性温，入肺经。功效疏风散寒，通塞利窍，温通脉络。疏风散寒，用于风寒感冒、头痛、鼻塞等症，可与白芷、防风等同用。宣肺利窍，用于慢性鼻炎、过敏性鼻炎、鼻塞流涕，与苍耳子、白芷同用。辛夷辛温香散，轻浮上升，能散风寒，通鼻窍，为治鼻渊之药。辛夷尚有解表之功，但一般外感较少使用。本品使用量不宜大，6～12g为宜。辛夷中的挥发油有收缩鼻黏膜血管的作用，可代替麻黄素，有通鼻、消炎之功。其挥发成分尚有降血压、收缩子宫的作用。

藁本：味辛，性温，入膀胱经。功效祛风散寒，除湿止痛。用于感冒风寒、头痛、恶寒无汗，常与羌活、防风、细辛同用；用于鼻炎、鼻窦炎引起的头痛，常与苍耳子、川芎、白芷同用；用于风寒湿痹等，常与羌活、独活、防风、白芷同用。本品气味香烈，兼通督脉，善达头顶，兼有解表发汗作用，常用于外感风寒或风湿引起的头痛、偏头痛、身痛等，尤为颠顶、面部头痛的常用药。用治感冒引起的肠风下痢亦有效。本品温燥升散，证属血虚、非风寒邪者忌用。

辛夷与藁本配伍，对前额至头顶部头风头痛非常有效。特别是冬天头颈受风吹后引起的头痛效果明显。用于晨起时鼻塞、流涕特别有效，为感寒邪的有效药物。

13. 荆芥—防风—紫苏

荆芥：味辛，性温，入肺、肝经。功效散风解表，宣肺透疹，散瘀止血。用于外感风邪所致的恶寒发热、头痛、目眩等属风寒者，与防风白芷、生姜为伍；属风热者，与薄荷、牛蒡子、柴胡、桂枝、甘草同用；用于麻疹、荨麻疹及疮疡初起，可与防风、蝉蜕、牛蒡子、苦参等随症加减。用于吐血、衄血、便血等，通常用荆芥炭，并与其他止血药同用。

荆芥温而不燥，质柔和，以辛散疏风为主，不仅能散风寒，还可散风热。凡感受风邪，无论风寒风热皆可用。因其轻扬疏散，又能治血分风热，凡风邪化热于上的头痛、目赤、咽喉肿痛等尤为相宜。疮疡初起、疹透不彻亦可用之，可透疹、止痒、疗疮。荆芥功以疏散为主，但炒炭之后其性苦涩，故又有止血作用，对产后外感发热有效。

紫苏：味辛，性温，入肺、脾经。功效发汗解表，行气宽中。用于风寒表证，症见恶寒、发热、无汗等，常与生姜同用。

荆芥与紫苏皆能发汗解表，但紫苏散寒力强，荆芥祛风力胜，且因紫苏偏入气分，能够理气宽胸，安胎止呕；荆芥偏入血分，善解血分中风热，又能祛瘀止血。因此，理血方中常用荆芥，理气方药中常用紫苏。

防风：味辛、甘，性微温，入膀胱、肝、脾经。功效祛风解表，胜湿止痛解痉，为治风之要药。防风微温不燥，甘缓不峻，发汗之力不如麻黄、桂枝，辛燥之性不及羌活。其药力缓和，无论风寒风热皆可用之。本品以祛风为长，又能胜湿，故常用于外感风寒所致的头痛、身痛，或风寒湿邪所致的关节酸痛等。用于皮肤瘙痒，可祛风止痒；用于破伤风，可祛风解痉。此外，炒炭用可止血。若证属阴虚火旺或无风寒湿邪者当忌用。

防风与荆芥皆能祛风解表，为治外感风邪之要药。然荆芥发汗之力较强，防风祛风之力较强；荆芥亦可透疹，且作用较强，对麻疹可透出。对牛皮癣等早期可加重皮疹，但其后则逐渐退出。此外，荆芥能散瘀活血，防风能胜湿止痛，这是两者的不同点。

14. 大蓟—小蓟—蒲黄

大蓟：味甘、苦，性凉。入心、肝经。功效凉血止血，祛瘀消肿。常用于血分有热的吐血、衄血、尿血、血淋、便血、妇女崩漏等症。

小蓟：性味、归经、功能与大蓟同。治吐血，常与大蓟、侧柏叶、白茅根、山栀子、茜草根等同用；治尿血，常与生地黄、山栀子、藕节、蒲黄等同用。大蓟与小蓟均能止血破血，用治失血证，以尿血者最为适宜。然小蓟功力薄弱，专于止血，善治血淋；大蓟功力较强，尚能消肿化毒，兼治痈疮肿毒。小蓟的主要成分含生物碱，能收缩血管，使凝血酶原时间缩短；大蓟的主要成分含生物碱、挥发油、苦味质等，炒炭后能缩短出血时间，并有消炎利尿作用。

蒲黄：味甘，性平，入肝、心包经。功效止血，化瘀，通淋。蒲黄无寒热之偏，生用性滑，长于行血；炒用收涩，善能止血；生熟不同，功效有别，用治瘀血停滞之证，宜生用；治失血诸症，宜炒炭用。若出血兼有瘀血内蓄者，可生、炒各半。由于性力平和，失血之证无论虚实，皆可配用，但以实证出血较为适宜。无瘀者不宜生用。

15. 其他药对

木香与槟榔：两药合用，可增强行气导滞、调中止痛之功，消脘腹胀满，除里急后重，用于慢性肾衰后期恶心、胃纳不佳。

黄芪与黄精：黄芪为补气之王，补肺健脾益肾，固表敛汗助阳；黄精健脾补肾养阴。两药合用，补气养阴温阳之效明显。

牵牛子与猪苓：牵牛子既善利大便，又能利小便，与猪苓为伍，利水渗湿效果更好。

巴戟天与肉苁蓉：均为温阳药，两药合用，可治肾阳虚畏寒、阳痿等症。

藿香与佩兰：藿香既能散表邪，又能化里湿，有醒脾和胃祛湿之力；佩兰既能表散暑邪，又能宣化湿浊而定痛。两药伍用，芳香化浊，和胃止呕，醒脾开胃。

芡实与沙苑子：芡实有补脾止泻、固肾涩精之功；沙苑子可治肝肾不足之腰膝酸痛、遗精早泄、小便频数等。两者伍用，对慢性肾炎蛋白尿有较好效果。

桃仁与红花：桃仁破血行瘀，润燥滑肠；红花活血通经，祛瘀止痛。两药伍用，相互促进，活血通经，祛瘀生新，对慢性肾炎日久瘀血阻络每有良效。

五、对常用中药的见解

1. 熟地黄

熟地黄味甘，性微温，入心、肝、肾经。质柔润，不仅能够滋阴养血，且可生精，补髓壮骨，为补益肝肾之要药。凡肝血亏虚、妇女崩漏、月经不调，或肾阴不足之骨蒸潮热、盗汗、遗精、腰膝酸软、精血两亏、耳聋、目眩、须发早白等症均可用为主药。

2. 黄芪

黄芪味甘，性温，具升发之性，故能补气升阳，固表止汗。补气可以生血，气升则水自降，所以又能鼓舞正气，托毒排脓，温运阳气，利水退肿。凡脾肺气虚之头晕气短、懒言无力、食少便溏，阳气下陷之发热畏寒、久泻脱肛，气不摄血、表虚不固之自汗盗汗皆可应用，配合熟地黄，既补精血，又补脾肺之气。

3. 芡实

芡实味甘，性涩、平，入脾、肾二经。功效补脾止泻，固肾涩精。脾主健运，脾虚则健运失职，湿盛则濡泻。性涩益肾，故有固精缩尿之效，肾虚精关不固之梦遗滑精、膀胱失约之小便失禁、带下病等均可应用。

4. 生地黄

生地黄味甘、苦，性寒，功效清热凉血，滋阴生津。凡温热病邪入于营血，或热伤阴液，以及血热妄行、月经因热而不调者均可应用。

5. 山药

山药味甘，性平，既能补气，又能养阴。且补而不滞，养阴不腻，为培补中气最平和之品。山药又能益肺肾，滋养强壮，助消化，敛虚汗，对脾虚泄泻、肺虚咳嗽、肾虚遗精、带下、消渴等症皆有较好疗效。

6. 狗脊

狗脊味苦、甘，性温，能补能行，功能补肝肾，强腰脊，坚筋骨，兼除风寒湿邪，常用于腰脊酸痛、俯仰不利、脊骨无力等症，对肾气不固的小便不利和妇女白带亦有温养固摄之效。

7. 白芍

白芍味苦、酸，微寒，入肝、脾经。酸能收敛，苦能泄热，有补血敛阴、柔肝止痛、平肝之功，为治疗诸痛之良药。凡血虚之月经不调、痛经、崩漏，肝郁不疏之胸胁、脘腹疼痛，肝阳上亢之头痛、眩晕等症皆可应用。

8. 阳起石

阳起石味咸，性温，为补肾阳之品，长于补肾气，暖下元。凡肾阳不足，寒气内停，以致阳痿、滑精、子宫虚寒兼腰膝冷痹等皆可应用。

9. 当归

当归味甘、辛，性温。入心、肝、肾三经。功效活血止痛，补血调经，润肠通便。心主血，肝藏血，脾统血，故当归能治一切血证，为血病之要品，尤为妇科之良药。凡月经不调、经闭、痛经、胎产诸症，无论血虚、血滞皆可用为主药。因当归辛香善走，又有"血中气药"之称，故临床与理气药配合，可治气血凝滞之证；与祛风药配合，可治风湿痹痛。

10. 茯苓

茯苓甘淡而平。甘则能补，淡则能渗，既能补脾益心，又能利水渗湿。凡脾虚湿困引起的痰饮、泄泻，水湿内停引起的小便不利、水肿胀满等症为必用之品。脾为后天之本，气血生化之源，脾虚则生化不足，必致心神失养而惊悸、失眠。本品入心、脾能补后天，故能宁心安神。

11. 泽泻

泽泻味甘而淡，性寒。寒能除热，淡能利湿，功能泄肾精之火、膀胱经之湿，为通利小便、祛湿泄热之品，可用治湿热内蕴之小便不利、短赤热痛，头晕目眩，水肿，泄泻等症。

12. 石菖蒲

石菖蒲味辛、苦，性温，芳香而散，主开心窍，祛痰浊，醒神健脑，用治神昏癫痫、健忘、耳聋等。

13. 知母

知母味苦，性寒，质柔性润，上能清肺热，下能泻肾火，兼退胃家实热，并有滋阴润燥作用。凡燥热伤阴之证，无论虚实皆可应用。

14. 白术

白术味甘、苦，性温。甘温补中，苦可燥湿，为补脾燥湿之要药。脾主运化水湿，脾气得健则水湿可利。白术常与山药为伍，行补气健脾之效。

15. 首乌

首乌味苦、涩，性微温，能补肝肾。制熟则味甘兼补。制首乌补肝肾，益精血，乌须发，强筋骨，兼有收敛精气作用，性质温和，不寒不燥，无腻滞之弊，为滋补良药。

16. 肉苁蓉

肉苁蓉甘而微温，咸而质润，具有补阳而不燥、滋润而不腻的特点，既能温通肾阳补肾虚，又能润肠通腹治便秘。补而不峻，其力和缓，故有"从容"之称。

17. 破骨纸

破骨纸味辛、苦，性温，既能补肾壮阳，又可温脾止泻，兼有收敛固涩作用，为脾肾阳虚及下元不固之要药。凡肾虚腰痛、阳痿不举、下元不固、遗精尿频，以及脾肾阳虚、久泄不止等症皆可用之。

18. 小茴香

小茴香辛温芳香，功能疏肝理气，暖肾祛寒，温脾开胃，尤擅止痛，可治寒疝腹痛、妇女小腹冷痛；又能开胃增食，调中止呕，用于脾胃虚寒、脘腹胀痛等症。

19. 丹皮

丹皮味辛、苦，性寒。苦寒能清血热，辛散可行瘀血，既能入血清热化滞，又擅清透阴分伏火。凡热入营血、低热不退，以及血热瘀滞之证皆可用之。

20. 山茱萸

山茱萸味酸，性微温，入肝、肾二经。功效补益肝肾，收敛固涩。酸涩主收，温能助阳，尤适用于阳痿、遗精、尿频、汗出、月经过多、漏下不止等症。

21. 龙骨

龙骨甘涩质重，重可镇静，涩可固脱。可用治惊狂、烦躁、心悸、失眠、多梦等症，有重镇安神之功；用治自汗、盗汗、遗精滑精、久泻久痢，有收敛固脱之效；用治虚阳浮越之头晕目眩，能使浮阳下潜。与远志为伍，为治疗失眠之要药。

22. 远志

远志苦辛温燥，性善宣泄，能助心阳，益心气，交通心肾，祛痰浊。对痰阻神迷、惊悸健忘等症效果明显。

23. 巴戟天

巴戟天辛甘，性温。甘温能补，辛温能散，入肾经，故能温补肾阳，强壮筋骨，兼能散寒除湿，常与淫羊藿为伍，为治肾虚阳痿、宫冷不孕、经寒腹痛的常用药。

24. 淫羊藿

淫羊藿甘温，功能补肾助阳。辛温能散风除湿，故既能补肾阳，强筋骨；又能祛风湿，治痹痛，对神经衰弱及妇女更年期高血压等亦有效。

25. 蛇床子

蛇床子辛苦而温，入肾经。辛散能祛风，苦燥可除湿，温能散寒助阳。可治腰膝冷痛、阳痿遗精、宫冷不孕。

26. 人参

人参味甘微苦，微温，擅补脾肺之气。脾为生化之源，肺主一身之气。脾肺气足，则一身之气皆旺，故为大补元气之品。且能益气生津，有生津止渴、安神益智之效，为治虚劳内伤之第一要药。

27. 肉桂

肉桂辛甘大热，入肝、肾二经。功能补火助阳，散寒止痛，兼能温通经脉，引火归元。凡命门火衰、脘腹冷痛、腰膝寒痹等均可应用。

28. 川椒

川椒辛辣而温，善散阴冷之气，为健胃药和解毒驱虫药，能温中止痛，治脘腹冷痛或下痢腹痛等。

29. 甘松

甘松既不燥热，亦不腻滞，有温通止痛之功。芳香能开胃醒脾，故虚寒胃痛加入健脾药中尤为适宜。

30. 桑螵蛸

桑螵蛸甘咸偏温，入肝、肾经，为补肾助阳固下之药。可用治肾阳不足所致遗尿、小便频数等，又可用于肾阳虚、精关不固之遗精、早泄，与芡实等补肾收敛固涩药配伍可加强疗效。

31. 沉香

沉香性温气香，以降气平逆为主，兼化脾胃湿浊。凡脾胃气滞湿阻引起的胸痞、腹胀、腹痛及呕吐、呃逆等症皆可应用。对肾气虚寒、气逆喘息之症亦为要药。

32. 鹿茸

鹿茸甘温，大补肝肾。功效壮肾阳，益精血，强筋骨。凡肾阳不足引起的畏寒乏力、眩晕耳鸣、四肢萎软、女子不孕等皆有增进体力、强健筋骨之效。

33. 蛤蚧

蛤蚧咸平偏温，长于补肺益肾，提纳肾气以定喘，为治疗肺肾虚喘之要药，亦可治阳痿诸症。

六、对常用方剂的见解

慢性肾脏病涉及肺、脾、肾等相关脏腑，临床需标本兼治。鞠建伟教授临证擅长使用如下方剂。

1. 四君子汤

四君子汤由人参、白术、茯苓、甘草组成，从《伤寒论》中的理中丸脱胎。该方为治疗脾气虚证的基础方，临床应用以面白食少、气短乏力、舌淡苔白、脉虚弱为辨证要点。

2. 四物汤

四物汤由熟地黄、白芍、当归、川芎四物组成，功能补中有通，滋阴不腻，温而不燥，调和阴阳，使营血恢复，临床用于肾性贫血、乏力、面白等。

3. 八珍汤

八珍汤由四君子汤加四物汤组成，主治气血两虚。四君子汤健脾益气和中，四物汤滋阴养血和血。两方相合，则补气中兼养血，养血中兼益气，从而达到气血双补之效。

4. 归脾汤

方中人参、黄芪、白术、甘草补气健脾；当归、龙眼肉补血养心；酸枣仁、茯苓、远志宁心安神；木香理气醒脾，以防补益气血药腻滞碍胃。全方心脾兼顾，气血双补，主治心脾气血两虚之证。

5. 补中益气汤

方中黄芪补中益气、升阳固表为君；人参、白术、甘草甘温益气，补益脾胃为臣；陈皮调理气机，当归补血和营为佐；升麻、柴胡协同参、芪升举清阳为使。综合全方，一则补气健脾，使后天生化有源，脾胃气虚诸症自可痊愈；一则升提中气，恢复中焦升降之功能，使下脱、下垂之症自复其位。

6. 黄芪桂枝五物汤

方中黄芪益气实卫；桂枝温经通阳；白芍和营养血；黄芪、桂枝相伍，补气通阳；生姜、大枣合用，既可调和营卫，又可健脾和中，重用生姜，可助桂枝散风寒，通血脉。全方配伍，散风寒，通血脉，用治肢体麻木、汗多等。

7. 六味地黄汤

方中熟地黄滋阴补肾，填精益髓，为主药。山茱萸温补肝肾，收敛精气；山药健脾益阴，兼能固精，均为辅药。泽泻清泻肾火，以防熟地黄滋腻；丹皮清泻肝火，并制山茱萸的温涩；茯苓淡渗脾湿，使山药补而不滞，均为佐使药。六药配合，补中有泻，用以治疗肝肾阴虚所致疾病效佳。

8. 金匮肾气丸

用六味地黄丸滋补肝肾之阴，用附子、桂枝壮肾中之阳，用阴中求阳之法，以达到温补肾阳之目的。方中温补肾阳的附子、桂枝与滋补肝肾之阴的六味地黄丸用量之比为 1∶12.5，附子、桂枝用量不足全方的 1/8，体现了少火升气的中医理论。临床用治脾肾阳虚诸症。

9. 左归饮

方中重用熟地黄为主，甘温滋肾，以填真阴；辅以山茱萸、枸杞子养肝血，配合主药，增强滋肾阴、养肝血之效；佐以茯苓、炙甘草益气健脾，山药益阴健脾滋肾。诸药合用，有滋肾、养肝、益脾之效。

10. 右归丸

功效温补肾阳，填精止遗。用于肾阳不足、命门火衰所致的腰膝酸冷、精神不振、怯寒畏冷、阳痿遗精、大便溏薄、尿频不清、宗筋短小等症。

11. 金锁固精丸

方中沙苑蒺藜甘温，补肾固精。《本草纲目》谓其"补肾，治腰痛泄精，虚损劳气"，为君药。芡实、莲子甘涩而平，均能益肾固精，且补脾气；莲子尚能交通心肾，共为臣药。佐以龙骨、牡蛎固涩止遗，莲须收敛固精。诸药合用，既能补肾，又能固精，实为标本兼顾、以治标为主的良方。因其能秘肾气，固精关，故专为肾虚滑精者而设。

12. 五子衍宗丸

方中菟丝子、枸杞子补肾阳，益精血；五味子、覆盆子补肾固涩；车前子亦有补肝肾之功。临床多用于肾虚遗精、阳痿早泄、小便余沥不尽、久不生育，以及气血两虚之须发早白等症。古谓本方有填精、补髓、益肾作用，称之为种子方。

13. 平胃散

方中苍术燥湿健脾，为君药；厚朴除湿散满，为臣药；陈皮理气化痰，为佐药；甘草、姜、枣调和脾胃，为使药。大凡脾胃病变，只要属于脾胃湿滞，以胸腹胀满、口淡食少、舌苔白厚而腻为主症者均可使用。古人称其为"治脾圣药"。

14. 银翘散

慢性肾脏病患者体质差，易患外感，从而使病情加重。该方疏散风热，清热解毒，治疗风热感冒咳嗽等效果良好，又可避免感冒等解热止痛药物对肾脏的损害。

15. 泻白散

方中桑白皮清肺热，泻肺气，平喘咳；地骨皮泻肺中深伏之火，对阴虚有热者尤宜；甘草、粳米养胃和中。四药合用，清热而不伤阴，泻肺而不伤正，使肺气清肃。与银翘散合用，可治疗外感及慢性咳嗽。

16. 柴胡疏肝散

柴胡疏肝散证为肝气郁结，不得疏泄，气郁导致血滞，故见胁肋疼痛诸症。方中四逆散去枳实，加陈皮、枳壳、川芎、香附，可增强疏肝行气、活血止痛之效，为某些慢性疾病情志致病或加重病情的效方。

17. 小柴胡汤

方中柴胡味苦微寒，为主药，以升阳达表为君。黄芩苦寒，以养阴退热为臣。半夏辛温，能健脾和胃，降逆气而止呕。人参、甘草补正气而和中，使邪不得复传入里为佐。主治感冒及口苦、咽干、往来寒热、不欲饮食等。

18. 痛泻要方

痛泻要方为治疗肝脾不和之痛泻的常用方，由炒白术、炒白芍、炒陈皮、防风四味药组成。方中白术燥湿健脾，白芍养血泻肝，陈皮理气醒脾，防风散肝疏脾。四药相配，补脾土而泻肝木，调气机以止痛泻。

19. 八正散

八正散中瞿麦利水通淋，清热凉血；木通利水降火；辅以萹蓄、车前、滑石、灯心清热利湿，利窍通淋；栀子、大黄清热泻火，引热下行；甘草梢和药缓急，止尿道涩痛。诸药合用，清热泻火，利水通淋，对慢性尿路感染每有良效。

20. 血府逐瘀汤

血府逐瘀汤由桃红四物汤（桃仁、红花、当归、川芎、生地黄、赤芍）合四逆散（柴胡、枳实、甘草、芍药）加桔梗、牛膝而成。桃红四物汤活血化瘀而养血，防止单纯化瘀伤正。四逆散疏理肝气，使气行血行；加桔梗引药上行，达于胸中（血府）；加牛膝引瘀血下行，通利血脉。诸药相合，构成理气活血之剂。本方以活血化瘀而不伤正、疏肝理气而不耗气为特点，具有运气活血、祛瘀止痛之效。对肾脏病久病入血者可加减使用，对偏头痛、冠心病及部分疑难杂症也有较好疗效。

第四章

验案精选

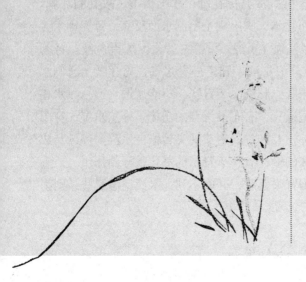

慢性肾小球肾炎

慢性肾小球肾炎是各种病因引起的不同病理类型的双侧肾小球弥漫性或局灶性炎症改变，临床以起病隐匿、病程冗长、病情发展缓慢为特点的一组原发性肾小球疾病的总称，属中医学"水肿""腰痛""虚劳"范畴，主要表现为水肿、高血压和尿异常改变，为常见病、多发病。本病病程长，治疗困难，多数患者迁延发展至肾功能不全。

一、病因病机

肾脏为先天之本，脾脏为后天之本。慢性肾炎多病程长，病久而多虚。肾脏疾病多因水液、精微物质、血液运行失常导致各种病证，其发病多涉及肺、脾、肾三脏。《景岳全书·肿胀》篇指出："凡水肿等证，乃肺、脾、肾三脏相干之病。盖水为至阴，故其本在肾；水化于气，故其标在肺；水唯畏土，故其制在脾。今肺虚则气不化精而化水，脾虚则土不制水而反克，肾虚则水无所主而妄行。"脾为气血生化之源，"主运化，统摄血液；肾为先天之本"，主水，分清泌浊；肺主一身之气，司呼吸，通调水道，朝百脉。风邪犯肺，肺气失于宣畅，不能通调水道，风水相搏，发为水肿。脾主运化，有布散水湿的功能。外感水湿，脾阳被困，或饮食劳倦等损及脾气，造成脾失转输，水湿内停，乃成水肿。肾主水，水液的输化有赖于肾阳的蒸化、开阖作用。久病劳欲，损及肾脏，则肾失蒸腾，开阖不利，水液泛滥肌肤，则为水肿。

二、诊断与鉴别诊断

1. 临床表现

（1）起病缓慢，病情迁延，临床表现可轻可重，或时轻时重。随着病情发展，可有肾功能减退、贫血及电解质紊乱等表现。

（2）有水肿、高血压、蛋白尿、血尿、管型尿等表现（一项或多项），可伴有肾病综合征或重度高血压。病程中可有肾炎急性发作，常因感染（如呼吸道感染）诱发，有时类似急性肾炎。

2. 实验室检查

尿液检查示蛋白多为非选择性，血尿为肾小球性，即尿中红细胞呈多形性改变；尿红细胞位相示畸形红细胞每毫升少于8000个；可有不同程度的贫血；血清 CH_{50} 及 C_3 下降；血、尿 FDP（纤维蛋白降解产物）升高；血 $B\mu n$、Cr 可增高，Ccr 下降；ECT 检查可了解肾功能情况；肾活检病理类型有系膜增生性肾炎、局灶节段增生性肾炎、局灶节段性肾小球硬化、膜增生性肾炎、硬化性肾炎等。

3. 中医证候分类

本病病性为本虚标实，分本证与标证两大类。本证包括肺肾气虚证、脾肾气（阳）虚证和肝肾阴虚证。标证包括外感证、水湿证、湿热证、血瘀证和湿浊证。

4. 鉴别诊断

（1）结缔组织疾病：系统性红斑狼疮、结节性多动脉炎等疾病发生肾脏病的概率很高，首先应先予排除继发性肾炎，其临床表现及肾脏的组织学改变均可与慢性肾炎相似，但此类疾病大都同时伴有全身或其他系统症状，如发热、皮疹、关节痛、肝大、血象改变、血清中免疫球蛋白增高等，肾穿刺活体组织检查可鉴别。

（2）急性肾炎：慢性肾炎急性发作应与急性肾炎相鉴别。慢性肾炎急性发作多见于成人，多于感染后 2～3 天内出现临床症状，可有肾炎史或曾有较明显血尿、水肿、高血压等症状，病情多迁延，且常伴有程度不同的贫血、肾功能不全等表现。急性肾炎往往有前驱感染，1～3 周后才出现血尿、蛋白尿、水肿、高血压等症状，血中补体 C_3 降低（8 周内恢复），肾穿刺活体组织检查可作鉴别。

（3）慢性肾盂肾炎：慢性肾盂肾炎晚期可有较大量蛋白尿和高血压，有时与慢性肾炎很难鉴别。前者多见于女性，多有泌尿系感染病史。肾功能损害多以肾小管间质损害为主，且进展很慢。多次中段尿培养可发现致病菌，静脉肾盂造影、同位素肾图、肾扫描、肾 B 超见两侧肾脏有不对称表现等有助于诊断。

（4）与原发性高血压继发肾损害的鉴别：肾炎多发生在青壮年，而高血压继发肾损害发生较晚。病史非常重要，是高血压在先，还是蛋白尿在先，对鉴别诊断起主要作用。高血压继发肾脏损害者，尿蛋白量常较少，一般 $<1～1.5g/d$，以小分子蛋白为主，罕见有持续性血尿和红细胞管型，肾小管功能损害一般早于肾小球，通常伴有高血压心、脑并发症。慢性肾炎患者病史多较长，先有尿的改变，尿蛋白以大中分子蛋白为主，血压逐渐升高，或尿改变与高血压同时出现，肾穿刺活体组织检查有助于两者的鉴别。

（5）其他肾脏疾病：如过敏性紫癜性肾炎、糖尿病肾病、多发性骨髓瘤肾损害、痛风性肾病、肾淀粉样变、直立性蛋白尿、遗传性肾炎等各具特点，在诊断慢性肾炎时应考虑到这些病，并结合各自特点予以排除，必要时可肾穿活检加以鉴别。

5. 常见并发症

（1）感染：有上呼吸道感染、肺部感染、尿路感染等。

（2）肾功能不全：包括急性和慢性肾功能不全。

三、辨治要点

鞠建伟教授认为，慢性肾炎脏腑虚证一般早期为气虚多见，久病不愈，则伤阴耗血，可导致阴虚，最后阴损及阳，出现阳虚及阴阳俱虚等重症。

实证以湿、热、瘀为主，病理因素为风邪、水湿、疮毒、瘀血。临床病证纷繁复杂，辨证难点在于分清主次及侧重点，如脏腑虚损程度、湿热与水湿轻重等。本病急性发病阶段往往与肺有关。肺主皮毛，司开合，临床不少慢性肾炎患者因呼吸道感染而致病情加重。因脾统血，为后天之本，气血生化之源，而蛋白尿、血尿等均为精微物质，精血同源，故慢性肾炎临床尤要注意顾护脾胃，对水肿明显、水湿症状显著者，应先祛湿、消肿后补脾，这样临床效果更明显。鞠建伟教授认为，祛湿药不可不加选择地应用，宜多用芳香化湿药，如平胃散、佩兰、藿香等，此类药物化湿不伤肾；也可选择淡渗利湿类药物如薏苡仁等，黄柏等燥湿药要尽量少用。

临证大量慢性肾炎病例证实，气虚湿阻证是本病的主要证型。鞠建伟教授提出，慢性肾炎多以气虚为本，以湿浊为标；因气虚而发病，因湿浊而致疾病迁延难愈。治疗宜扶正祛邪并举。扶正以健脾补气为主，驱邪以祛湿活血为主。

要慎用肾毒性药物。慢性肾炎病久，脾肾多虚，分清泌浊功能失司，湿浊、水毒、瘀血内停，大多伴有肾功能下降。对此类患者，若因治疗他病而使用抗生素等药物时，须考虑药物对肾脏的毒副作用，做到合理选择品种，合理调整剂量及用药时间，避免使用氨基糖苷类抗生素等肾毒性药物。此外，含有马兜铃酸的中药，如马兜铃、关木通、木防己、益母草等亦有一定的肾毒性，应避免大剂量、长时间使用。

标证可有水湿、湿浊、湿热、瘀血等不同，临床或表现为颜面、肢体浮肿等"显性"水湿证，也可表现为纳呆、恶心或呕吐、口中黏腻、腹胀、身体困重、尿黄短少、大便不爽、舌白腻或黄腻、脉滑等"隐性"水湿证，临床不可不辨。对于临床表现为纳呆、口中黏腻、腹胀等，鞠建伟教授多采用健脾祛湿法，药如茯苓、白术、山药等；临床表现为身体困重、舌苔厚腻、恶心呕吐，或兼风热外感，多用芳香化湿法，药如藿香、佩兰、砂仁、苍术等；临床表现为颜面、肢体浮肿，则采用利水渗湿法，药如薏苡仁、泽泻、猪苓、牵牛等药。水湿、湿浊之邪内蕴日久，气血失畅，则血行迟滞而成瘀，临床酌情加用赤芍、桃仁、红花、丹参、三七等活血化瘀。

鞠建伟教授提倡慢性肾炎应中西医结合治疗。慢性肾炎特别是蛋白尿量较大（如>1g/d）者，根据病理分型，相当比例患者需服用激素和/或免疫抑制剂及雷公藤多苷等。皮质激素对微小病变肾病疗效确切，对膜性肾病、局灶节段性肾小球硬化联合免疫抑制剂亦有一定缓解率。对于激素依赖型和复发型者，鞠建伟教授认为，随着激素剂量的变化"首剂量→减量→停用"，机体相应地会出现"阴虚→气阴两虚→阴阳两虚"的病理改变，即初期大剂量激素治疗阶段滋阴降火，清热解毒，处方以六味地黄汤加减，可同时静脉点滴生脉注射液；激素减量阶段益气养阴，处方以生脉散加减女贞子、旱莲草等；激素维持治疗阶段温肾助阳，祛浊分清，处方以参苓白术散加减；激素停止阶段为防止复发，以阴阳并补为主，处方以金匮肾气丸加减。如此可明显提高激素疗效，减轻或避免其副作用的产生，减少患者对激素的依赖和病情的复发。

慢性肾炎病理分型对于激素无效或不敏感患者，如膜性肾病或增生硬化性肾炎，在激素与环孢素等均无效的情况下，鞠建伟教授认为应以中医药为主，在辨证论治的基础上进行综合治疗，选用温补脾肾，或清热止血，或解毒利湿的中药，如芡实、沙苑子、黄芪、五味子、黄精等有降尿蛋白的作用，做到辨病的基础上辨证。此外，鞠建伟教授在临床实践中依据"久病入络"必有瘀血内停的理论，常在上述治方中加入桃仁、红花、丹参、当归、三七末（冲服）等活血化瘀之药。有时临床中并不能找到舌脉之瘀象，但血尿FDP、血液流变学指标均提示治疗慢性肾炎活血化瘀的必要性，把宏观辨证与微观辨证结合起来，扩大了传统"瘀血"证的范畴和活血化瘀中药的应用指征，实践证明，能有效缓解病情进展。

（一）慢性肾炎血尿为主

血尿最早见于《黄帝内经》。所谓尿血，一般指肉眼血尿而言。但随着西医检测手段的发展，出血量微少，肉眼不易观察到而仅在显微镜下才能发现红细胞的"镜下血尿"现在也应包括在尿血之中。本节主要讨论慢性肾炎引起的血尿。各种原因导致的血尿，其共同的病机可以归结为火热熏灼、迫血妄行和气虚不摄、血溢脉外两类。正如《景岳全书·血证》所说："血本阴精，不宜动也，而动则为病。血主荣气，不宜损也，而损则为病。盖动者多由于火，火盛则逼血妄行；损者多由于气，气伤则血无以存。"在火热之中，又有实火及虚火之分，外感风热燥火。湿热内蕴、肝郁化火等均属实火，而阴虚火旺之火则属虚火。气虚之中又有仅见气虚和气损及阳、阳气亦虚之别。从证候的虚实来说，由气火亢盛所致者属于实证；由阴虚火旺及气虚不摄所致者，则属于虚证。实证和虚证虽各有不同的病因病机，但在疾病发展变化的过程中，又常发生实证向虚证的转化。如开始为火盛气逆，迫血妄行，但在反复出血之后，则会导致阴血亏损，虚火内生。此外，出血之后，已离经脉而未排出体外的血液，留积体内，蓄结而为瘀血。瘀血又会妨碍新血的生长及气血的正常运行，使出血反复难止。

辨证论治

（1）外感风热：临床表现为血尿、发热、尿血鲜红、咽喉不利、咳嗽、汗出、脉浮数等，方以银翘散为主，可随症选用马勃、炒栀子、淡竹叶、牛蒡子、地榆炭等。

（2）热结膀胱：临床表现为尿频、尿急、尿赤黄等，治以清热通淋为主，方以八正散加减，可随症加败酱草、蒲公英等加强清热之力。

（3）脾不统血：临床表现为血尿、乏力、胃纳不佳、大便不调或便溏不成形、舌淡有齿痕、脉细。代表方：归脾汤加减。本方补气生血，健脾养心，适用于脾不统血的尿血。气虚下陷而且少腹坠胀者，可加升麻、柴胡，配合原方中的党参、黄芪、白术，以益气升阳。

（4）气阴两虚：临床表现为血尿、乏力、手足心热，或盗汗、潮热、舌尖红、苔薄黄、脉细无力。方选四君子汤合六味地黄汤加减，临床可随症加减鹿衔草、女贞子、旱莲草等。

（5）瘀血内阻：临床表现为血尿、下肢肿胀、皮肤瘀斑、头昏、头刺痛、痛有定处、舌紫暗、苔白、脉沉细涩。方选血府逐瘀汤合少腹逐瘀汤加减。

另外，临床有较多患者为镜下血尿，无临床表现，这种情况可以按照脾虚不摄辨证，酌情选十灰散方加减。

用药心得：血尿的诊疗中，鞠建伟教授尤擅长使用鹿衔草、仙鹤草、三七等药。鹿衔草具有止血、温阳、补血功效，作用温和，可治疗合并肾虚腰痛等。仙鹤草偏凉，对胃肠道出血也有效，三七擅化瘀止血，祛瘀生新，对血尿日久、量多者可辨证选用。鞠建伟教授指出，肾炎引起的血尿急性发作期需首先清热解毒，且不可关门留寇，可适当扶正，避免攻伐太过。紫癜性肾炎早期血尿明显时以清热凉血止血为主，1周后可考虑补脾固涩。栀子苦寒，荆芥、防风、薄荷因有发散作用，均应慎用。

（二）慢性肾炎蛋白尿为主

中医的精和西医的蛋白都是构成人体和维持机体生命活动的基本物质，因此中医的"水谷精微"和西医的蛋白概念相似。蛋白尿会使人体蛋白丢失，"精气夺则虚"（《素问·通评虚实论》），所以蛋白尿可归于中医的"精气下泄""虚劳"范畴。脾为气血生化之源，主运化，统摄血液；肾为先天之本、主水，分清泌浊；肺主一身之气，司呼吸，通调水道，朝百脉。肺主一身之气，有主治节、通调水道、下输膀胱的作用。蛋白尿（水谷精微）的产生、输布与此三脏关系密切，三脏功能失调则易发生水肿。《景岳全书·肿胀》篇指出："凡水肿等症，乃肺、脾、肾三脏相干之病。盖水为至阴，故其本在肾；水化于气，故其标在肺；水唯畏土，故其制在脾。"今肺虚则气不化精而化水，脾虚则土不制水而反克，肾虚则水无所主而妄行。

辨证论治

（1）风水泛滥：临床表现为眼睑浮肿，继则四肢及全身皆肿，来势迅速，血尿或蛋白尿，多有恶寒、发热、肢节酸楚、小便不利等偏于风热者，可伴咽喉红肿疼痛，舌质红，脉浮滑数。代表方：越婢加术汤加减。本方有宣肺清热、祛风利水之功效，主治风水夹热之水肿证。水肿明显者可随症加减五皮饮、泽泻、桂枝、牵牛等，尤以牵牛利尿作用较著。常用药如麻黄、杏仁、防风、浮萍疏风宣肺；白术、茯苓、泽泻、车前子淡渗利水；石膏、桑白皮、黄芩清热宣肺。

（2）脾气虚弱：临床表现为乏力、胃纳不佳、大便不调或便溏、血尿或蛋白尿、舌淡苔白或白腻、脉细或沉细。方选参苓白术散加减，以健脾补肾，补益后天之本。气虚下陷者，可加升麻、柴胡，配合原方中的党参、黄芪、白术，以益气升阳。

（3）肾精不固：临床表现为遗精或早泄、阳痿、尿浊、乏力、腰酸、畏寒、血尿或蛋白尿。方选五子衍宗丸加减，以补肾益精。原方主治肾虚精亏所致的阳痿不育、遗精早泄、腰痛，现代研究发现有控制蛋白尿的作用。

（4）脾肾两虚：临床表现为乏力、胃纳不佳、大便不调或便溏、腰酸痛、血尿或蛋白尿、遗精盗汗、舌淡有齿痕、苔白或白腻、脉细无力。方选四君子汤合六味地黄汤加减，以补益先后天之本，开水谷精微之源，临床可随症加减鹿衔草、女贞子、旱莲草等。

（5）湿热内蕴：临床表现为眼睑、下肢浮肿，尿少色赤，血尿或蛋白尿，大便干结或不爽，恶风发热，舌质红，苔薄黄或黄腻，脉滑数。方选平胃散加减。鞠建伟教授认为，本型患者临床需以芳香化湿为主，慎用燥湿伤正类药物。

（6）气滞血瘀：临床表现为血尿或蛋白尿，下肢肿胀，皮肤瘀斑，头昏头刺痛、痛有定处，舌紫暗，苔白，脉沉细涩。方选补阳还五汤或血府逐瘀汤加减。

临床尚有无明显症状之蛋白尿，可参考以下验方。验方1（收敛固涩为主）：益智仁、金樱子、芡实、五味子、沙苑子、旱莲草、泽泻。验方2（健脾为主）：黄芪、党参、山药、芡实、薏苡仁、覆盆子、白术、乌贼骨。验方3（低蛋白血症）：当归、熟地黄、阿胶、鹿角胶、龟板、淫羊藿、巴戟天、山茱萸、木香、陈皮、黄精、玉竹、山药。

（三）蛋白尿、血尿的中医综合治疗

临床中蛋白尿、血尿均有者亦较多，这就需要综合辨证治疗，应抓住主要矛盾，以治疗蛋白尿为主。多数医家认为，慢性肾炎多为本虚标实之证。本虚为肺、脾、肾三脏气血阴阳亏虚，病程的不同阶段各有所侧重，临床多以脾肾气虚最常见。

辨证论治

（1）脾肾气虚：临床表现为血尿、蛋白尿、乏力、胃纳不佳、大便不调或便溏、腰酸痛、血尿或蛋白尿、遗精盗汗、舌淡有齿痕、苔白或白腻，脉细无力。方选黄芪四物汤合四君子汤。

（2）气阴两虚：临床表现为血尿、蛋白尿、乏力、手足心热，或盗汗、潮热、舌尖红、苔薄黄、脉细无力。方选四君子汤合六味地黄汤加减。

（3）肝肾阴虚：临床表现为血尿、蛋白尿，常见目花、目干、易疲劳、肢麻、胁隐痛、腰膝酸痛、遗精、耳鸣、舌暗红、苔薄白、脉细弦，方选杞菊地黄汤合二至丸。

（4）阴虚火旺：临床表现为血尿、蛋白尿、心烦失眠、口燥咽干、盗汗遗精、两颧潮红、小便短黄、大便干结，或咯血、衄血，或舌体、口腔溃疡，舌红少津，脉细数。方选知柏地黄丸。

用药心得：鞠建伟教授常强调无论慢性肾炎以蛋白尿为主还是血尿为主，都要联合用药，重视饮食调摄。西药和西药可以联合，中药和西药也可很好地结合。西药在控制血压、抗血小板聚集方面效果确切，中药在改善患者乏力、纳差、血尿等方面效果较好，联合应用，可抑制肾小球内免疫炎症，减缓肾脏纤维化，减慢肾衰竭的到来。对年龄较大的患者，即使病理类型较重，尿检有明显异常者，临床用药也应以补肾固本为主，不可太过攻伐，以免损伤正气。

四、验案精选

（一）慢性肾炎以蛋白尿为主

案 1

徐某，女，36岁，2014年1月6日初诊。病历号：3500014079。

主诉：乏力、尿检异常9年，加重1个月。

病史：患者2005年2月诊断为慢性肾小球肾炎，坚持在我院中西医结合治疗，病情稳定。3年前查尿蛋白（－）。1个月前查尿蛋白（＋＋），潜血（＋）。

症见怕冷，腰酸不适，倦怠乏力，纳眠可，夜尿多，大便溏，日两次，血压160/95mmHg，舌淡红，苔黄腻，脉沉细。复查：肾功：血肌酐56μmol/L。尿常规：尿蛋白（＋＋），潜血（＋），红细胞计数85/μL。

西医诊断：慢性肾小球肾炎。

中医诊断：尿浊。

辨证：脾肾气虚夹湿。

治则：健脾补肾，祛湿活血。

西药：依那普利5mg，每天2次，每次1片；雷公藤多苷10mg，每天3次，每次2片。

中药处方：黄芪30g，白术15g，党参15g，山茱萸15g，熟地黄20g，黄精30g，女贞子15g，苍术15g，桃仁10g，山药15g，芡实30g，沙苑子15g。14剂，水煎服，日1剂，分3次口服。

2014年1月20日二诊：怕冷、腰酸减轻，倦怠乏力减轻，纳眠可，夜尿多、每晚三四次，大便调。血压150/90mmHg，舌淡红，苔黄，脉沉。复查：肝肾功能正常。尿常规：尿蛋白（＋＋），潜血（＋）。

西药：依那普利10mg，每天2次；雷公藤多苷20mg，每天3次。

中药处方：黄芪30g，白术15g，党参15g，山茱萸15g，熟地黄20g，桂枝12g，淫羊藿15g，桃仁10g，益智仁30g，白花蛇舌草15g，芡实30g，沙苑子15g。14剂，水煎服，日1剂，分3次口服。

2014年2月12日三诊：腰酸不适、倦怠乏力减轻，纳眠可，间断腹胀，大便干，夜尿1～2次，舌淡红，苔薄白，脉沉。血压150/85mmHg。尿常规：尿蛋白（+），潜血（+）。24小时尿蛋白定量650mg。

西药：依那普利10mg，每天2次；雷公藤多苷20mg，每天3次。

中药处方：黄芪20g，白术15g，党参15g，山茱萸15g，熟地黄15g，桂枝12g，淫羊藿15g，当归12g，益智仁30g，蒲公英15g，芡实30g，沙苑子15g。14剂，水煎服，日1剂，分3次口服。

2014年2月28日四诊：腰酸不适、倦怠乏力减轻，纳可，间断腹胀，大便干，夜尿1～2次，夜眠不佳，舌暗红，苔薄黄，脉弦。血压140/85mmHg。尿常规：尿蛋白（+），潜血（+）。

西药：依那普利10mg，每天2次；雷公藤多苷20mg，每天3次。

中药处方：黄芪20g，白术15g，党参15g，山茱萸15g，熟地黄15g，红花12g，桃仁12g，当归12g，益智仁30g，煅龙骨（先煎）30g，芡实30g，沙苑子15g，煅牡蛎30g（先煎），夜交藤30g。14剂，水煎服，日1剂，分3次口服。

2014年3月16日五诊：腰酸不适减轻，大便调，夜尿1～2次，夜眠不佳，舌尖红，苔薄黄，脉弦滑。血压150/85mmHg。尿常规：尿蛋白（+），潜血（+）。

西药：依那普利10mg，每天2次；雷公藤多苷20mg，每天3次。

中药处方：黄芪20g，白术15g，党参20g，山茱萸15g，生地黄20g，芡实30g，红花12g，桃仁12g，益智仁30g，煅龙骨30g（先煎），夜交藤30g，沙苑子15g，煅牡蛎30g（先煎）。14

剂，水煎服，日1剂，分3次口服。

2014年4月1日六诊：腰酸不适减轻，大便调，夜尿1～2次，夜眠改善，舌淡红，苔薄白，脉弦。血压130/80mmHg。尿常规：尿蛋白（-），潜血（+），24小时尿蛋白定量180mg。

西药：依那普利5mg，每天2次；雷公藤多苷20mg，每天2次。

中药处方：黄芪20g，白术15g，党参20g，山茱萸15g，生地黄20g，芡实30g，丹参30g，当归12g，益智仁30g，煅龙骨30g（先煎），红花12g，沙苑子15g，煅牡蛎30g（先煎）。14天后停用雷公藤多苷片，维持依那普利5mg，每天2次。两个月后复查尿常规：尿蛋白（-），潜血（+）。

案2

王某，男，42岁，2014年9月3日初诊。病历号：4000014021。

主诉：发现蛋白尿7年，加重半年。

病史：患者2009年底查体发现蛋白尿（++），同时发现血压升高（135/95mmHg），曾口服强的松治疗半年余，蛋白尿转阴。半年前再次出现蛋白尿，口服强的松30mg两个月，效果不显。

症见腰酸、乏力，活动后明显，余无不适。血压140/95mmHg。舌淡有齿痕，舌下脉络迂曲，苔薄白，脉沉细。肾功：血肌酐56μ/L。尿常规：尿蛋白（++），潜血（+），24小时尿蛋白定量860mg。

西医诊断：慢性肾小球肾炎。

中医诊断：尿浊。

辨证：脾肾气虚夹湿。

治则：健脾补肾，祛湿活血。

西药：代文80mg，每天1次；雷公藤多苷20mg，每天3次。

中药处方：黄芪 30g，白术 15g，党参 15g，山茱萸 15g，熟地黄 20g，红花 10g，女贞子 15g，茯苓 15g，桃仁 10g，山药 15g，芡实 30g，沙苑子 15g。14 剂，水煎服，日 1 剂，分 3 次口服。

2014 年 9 月 17 日二诊：症状大致同前，怕冷，腰酸不适，倦怠乏力，纳眠可，夜尿多、每晚三四次，大便调，舌淡红，苔黄，脉沉。血压 150/90mmHg。复查：肝肾功能正常；尿常规：尿蛋白（++），潜血（+）。

西药：代文 80mg，每天 1 次；雷公藤多苷 20mg，每天 3 次。

中药处方：黄芪 30g，白术 15g，党参 15g，山茱萸 15g，熟地黄 20g，桂枝 12g，淫羊藿 15g，桃仁 10g，益智仁 20g，白花蛇舌草 15g，芡实 30g，沙苑子 15g。14 剂，水煎服，日 1 剂，分 3 次口服。

2014 年 10 月 8 日三诊：药后自觉畏寒减轻，仍倦怠乏力，纳眠可，夜尿 2～3 次，大便干，舌淡红，苔黄，脉沉。血压 150/85mmHg。复查：肝肾功能正常；尿常规：尿蛋白（++），潜血（+）。24 小时尿蛋白定量 910mg。

西药：代文 80mg，每天 1 次；雷公藤多苷 20mg，每天 3 次。

中药处方：黄芪 30g，白术 15g，党参 15g，山茱萸 15g，熟地黄 20g，桂枝 12g，淫羊藿 15g，桃仁 12g，红花 12g，益智仁 30g，白花蛇舌草 15g，芡实 30g，沙苑子 15g。14 剂，水煎服，日 1 剂，分 3 次口服。

2014 年 10 月 22 日四诊：畏寒减轻，乏力、腰酸改善，四肢关节胀痛不适，纳眠可，夜尿 2～3 次，大便干，舌淡暗，苔黄白，脉沉。血压 140/85mmHg。复查：肝肾功能正常；尿常规：尿蛋白（+），潜血（+++）。

西药：代文 80mg，每天 2 次；雷公藤多苷 20mg，每天 3 次。

中药处方：黄芪 30g，白术 15g，党参 15g，羌活 12g，熟地黄 20g，桂枝 12g，淫羊藿 15g，桃仁 12g，红花 12g，益智仁 30g，川牛膝 15g，芡实 30g，沙苑子 15g。14 剂，水煎服，日 1 剂，分 3 次口服。

2014 年 11 月 5 日五诊：畏寒、乏力、腰酸等明显减轻，四肢关节胀痛改善，纳眠可，夜尿 1～2 次，大便调，舌淡暗，苔黄白，脉沉。血压 120/85mmHg。复查：肝肾功能正常；尿常规：尿蛋白（±），潜血（+）。

西药：代文 80mg，每天 2 次；雷公藤多苷 20mg，每天 2 次。

中药处方：黄芪 30g，白术 15g，党参 15g，羌活 12g，熟地黄 20g，桂枝 12g，淫羊藿 15g，桃仁 12g，红花 12g，益智仁 30g，川牛膝 15g，芡实 30g，沙苑子 15g。

以上方为基本方，继续巩固治疗 1 个月，渐停雷公藤多苷片，保留代文 80mg，每天 1 次，观察 3 个月，蛋白尿未再复发。

【按】此两例患者均为慢性肾炎日久、蛋白转阴后复发，尿蛋白 1000mg/d 左右，血尿不突出。中医辨证为脾肾气虚。此类型临床最多见，另外尚有不少患者仅以查体发现蛋白尿，无任何临床症状。鞠建伟教授认为，此类型患者多可按脾肾气虚进行辨证施治，治以健脾补肾祛湿为主，如病程较长，可酌加活血类药物。

鞠建伟教授认为，慢性肾炎以蛋白尿为主者，特别是蛋白尿量不大时，应以中医辨证治疗为主，尽可能不用激素类药物，可酌情配合使用雷公藤多苷片口服。此两例患者辨证为脾肾气虚，湿浊夹瘀，经健脾补肾、祛湿活血药物治疗 2～4 个月后，蛋白尿明显减少，乏力、腰酸、舌苔黄腻等明显好转。鞠建伟教授认为，本虚标实是慢性肾脏病中一种常见的病变证型，其因气虚而发病，如本例即为病久脾肾气虚，因湿浊血瘀而致疾病迁延难愈，虚与瘀均贯穿于疾病过程的始终，其中气虚为本，血瘀为标，二者互为因果，构成本虚标实、虚实夹杂的病机特点。其提倡以"益气祛湿活血"为基本方法治疗慢性肾脏疾病。

人身气血互相关联，并相互依存。《难经本义》云："气中有血，血中有气，气与血不可须臾相离，乃阴阳互根，自然之理也。"《张氏医通》亦谓："气与血两相维附，气不得血，则耗而无统；血不得气，则凝而不流。"说明气行则血行，气滞则血瘀。血液的运行有赖于气的推动，气亦需要血的滋养、载运，方不致耗散亏损。慢性肾脏疾病病程绵长，以脾、肾亏虚为主。脾虚则运化失司，湿浊内生；肾气虚则气化功能失常，内生水湿；水湿、湿浊之邪内蕴日久，气血运行不畅，血行迟滞而成瘀。因此，对于慢性肾脏病之虚寒内生者，应在益气活血的基础上侧重温补脾肾之阳，药用淫羊藿、仙茅、熟附子、肉桂等。

案3

何某，女，28岁，2017年4月19日初诊。病历号：5501214020。

主诉：双下肢浮肿、尿蛋白4个月。

病史：患者2016年底出现双下肢浮肿，在当地医院查尿蛋白（+++），行肾穿刺确诊IgA肾病（弥漫性系膜增生伴局灶节段性肾小球硬化，60%肾小球硬化）。2017年2月12日开始足量激素口服，60mg，每天1次（共两个月），后逐渐减量。现服强的松55mg，每天1次。

症见自觉倦怠，眼睑浮肿，纳可，小便泡沫多，大便干，舌淡，苔黄腻，脉细。血压150/95mmHg。复查：尿常规：潜血（+++），蛋白（++）。肾功：血肌酐130μmol/L。24小时尿蛋白定量1900mg。

西医诊断：IgA肾病（弥漫性系膜增生伴局灶节段性肾小球硬化）。

中医诊断：水肿。

辨证：脾肾气虚，湿热瘀阻。

治则：健脾补肾，祛湿活血。

西药：坎地沙坦4mg，每天1次；强的松55mg，每天1次。

中药处方：玄参12g，女贞子15g，旱莲草15g，生地黄15g，丹参25g，红花12g，桃仁12g，海藻15g，厚朴12g，佩兰12g，茯苓15g，大黄15g（后下）。14剂，水煎服，日1剂，分3次口服。

2017年5月3日二诊：自觉倦怠、眼睑浮肿减轻，纳眠可，大便偏干，尿量约1200mL/d，舌淡暗，苔薄黄，脉细。血压145/90mmHg。尿常规：潜血（++），蛋白（++），24小时尿蛋白定量1100mg。

西药：坎地沙坦4mg，每天1次；强的松55mg，每天1次。

中药处方：玄参15g，女贞子15g，旱莲草15g，生地黄15g，丹参25g，红花12g，桃仁12g，海藻15g，厚朴12g，山药15g，茯苓15g，大黄15g（后下）。14剂，服法同前。

2017年5月17日三诊：现服用强的松40mg，每天1次。偶感倦怠，眼睑无浮肿，纳眠可，情绪波动，懒言，二便调，体重增加约1kg。舌淡，苔薄黄，脉细。血压135/90mmHg。尿常规：尿潜血（++），蛋白（+），24小时尿蛋白定量750mg。血肌酐95mmol/L。

西药：坎地沙坦4mg，每天1次；强的松40mg，每天1次。

中药处方：党参15g，茯苓15g，白术15g，当归12g，熟地黄20g，丹参15g，山药12g，桃仁15g，石菖蒲15g，郁金15g，厚朴12g，白芍20g。14剂，水煎服，日1剂，分3次口服。

2017年5月31日四诊：现服用强的松35mg，每天1次。倦怠改善，无特殊不适，纳可，二便调，舌淡暗，苔薄白，脉细。尿常规：蛋白（-）。

西药：坎地沙坦 4mg，每天 1 次；强的松 35mg，每天 1 次。

中药处方：党参 15g，茯苓 15g，白术 15g，海藻 15g，生地黄 15g，丹参 15g，山药 12g，桃仁 5g，石菖蒲 15g，郁金 15g，厚朴 12g，白芍 20g。14 剂，水煎服，日 1 剂，分 3 次口服。

2006 年 6 月 7 日五诊：现服用强的松 35mg，每天 1 次。昨日受凉后出现咽痛、咳嗽、鼻塞、畏寒，纳可，体温正常，咽部充血，双侧扁桃体 I 度肿大，双肺呼吸音清，无啰音，舌淡暗，苔薄白，脉浮数。血压 135/85mmHg。血常规：白细胞计数 $11.5×10^9/L$，中性粒细胞比例 67.5%。尿沉渣：蛋白（－）。

西药：坎地沙坦 4mg，每天 1 次；强的松 30mg，每天 1 次。

中药处方：金银花 30g，连翘 15g，葛根 15g，苏叶 15g，薄荷 15g（后下），桔梗 15g，山药 12g，牛蒡子 12g，紫菀 12g，百部 12g，麦冬 12g，白芍 20g。6 剂，水煎服，日 1 剂，分 3 次口服。

2017 年 6 月 14 日六诊：服上药后咳嗽、咽痛明显缓解，偶尔咳嗽，乏力，恶心，进食少，纳可，二便调，舌淡暗，苔薄黄，脉弦细。尿常规：蛋白（－）。肾功：血肌酐 110mmol/L。

西药：坎地沙坦 4mg，每天 1 次；强的松 30mg，每天 1 次。

中药处方：党参 15g，茯苓 15g，白术 15g，黄芩 15g，生地黄 15g，丹参 15g，山药 12g，蒲公英 20g，紫菀 12g，百部 12g，麦冬 12g，白芍 20g。7 剂，水煎服，日 1 剂，分 3 次口服。

2017 年 6 月 21 日七诊：一般情况稳定，乏力改善，时有饥饿感，睡眠不佳，二便调，舌淡苔薄黄，脉弦细。尿常规：蛋白（－）。

西药：坎地沙坦 4mg，每天 1 次；强的松 25mg，每天 1 次。

中药处方：党参 15g，茯苓 15g，白术 15g，蒲公英 15g，生地黄 15g，丹参 15g，山药 12g，夜交藤 30g，石菖蒲 15g，郁金 15g，酸枣仁 30g，白芍 20g。14 剂，水煎服，日 1 剂，分 3 次口服。

2017 年 7 月 19 日八诊：一般情况稳定，乏力改善，时有饥饿感，睡眠改善，二便调，舌淡，苔薄黄，脉沉。尿常规：蛋白（-）。肾功：血肌酐 92μmol/L。

西药：坎地沙坦 4mg，每天 1 次；强的松 20mg，每天 1 次。

中药处方：党参 15g，茯苓 15g，白术 15g，蒲公英 15g，生地黄 15g，丹参 15g，山药 12g，夜交藤 30g，石菖蒲 15g，郁金 15g，酸枣仁 30g，白芍 20g。7 剂，水煎服，日 1 剂，分 3 次口服。

以上方为基本方，强的松每两周减半片，至 2017 年 10 月 7 日减停激素。维持坎地沙坦 4mg，每天 1 片口服。嘱定期复查尿检。

【按】IgA 肾病是一个免疫病理学诊断名称，是一组不伴有系统性疾病，肾活检病理检查在肾小球系膜区有以 IA 为主的颗粒样沉积，临床上以血尿为主要表现的肾小球肾炎。IgA 肾病属中医学的"尿血""尿浊"范畴。IgA 肾病的主要临床表现有肉眼血尿及镜下血尿，部分患者可伴有蛋白尿。以大量蛋白尿为主要表现者病情往往较重，若持续不缓解可较早出现肾功能不全。病理证实，此类型患者往往有新月体形成。尿血在《内经》中称为溺血、溲血。如《素问·气厥论》云："胞移热于膀胱，则癃，溺血。"《素问·痿论》云："悲哀太甚则胞络绝，胞络绝则阳气内动，发为心下崩，数溲血也。"基本上认为尿血的病机与热有关。《金匮要略》也指出："热在下焦者，则尿血。"《伤寒论》也说："以热在膀胱，必便血也。"IgA 肾病多由肾阴亏虚，阴虚内热，灼伤血络而致尿血，而出血多有瘀滞。瘀血阻络，血不循经，则尿血不止。此外，肾阴亏损，精不化气，卫外乏源，表气不固，肾病及肺，故易反复外感。感邪之后，邪热下扰肾络，则往往血尿加重或反复。肾虚不能固涩，精微随尿液下泄而成蛋白尿。

在西药治疗的基础上，结合中医辨证论治，不但可提高西药的疗效，而且可以减低激素、细胞毒药物的副反应。在 IgA 肾病活动期及应用大剂量激素期间多表现为热毒（湿热）瘀血者，施以清热（解毒）活血；病情控制后表现为阴虚和气虚者，施以养阴活血，益气活血，方以四君子汤加二至丸加减。

方中党参性味甘平，能补中益气；茯苓加强益气健脾功效；大黄、海藻软坚散结，活血排毒；桃仁、红花、丹参活血化瘀。诸药相配，达到扶正不助邪、驱邪不伤正的目的。

（二）慢性肾炎以血尿为主

案 1

王某，女，21 岁，2016年5月23日初诊。病历号：4400014210。

主诉：咽痛 3 天，肉眼血尿 2 天。

病史：3 天前受凉后出现咽痛，转而出现一过性肉眼血尿，无尿频、尿急、尿痛，无发热，

现体温、血压正常，咽部充血，右侧扁桃体Ⅰ度肿大。舌尖红，苔薄黄，脉浮。尿沉渣：红细胞计数 987/μL，畸形红细胞比例 90%。蛋白（＋）。

西医诊断：慢性肾小球肾炎。

中医诊断：血尿。

辨证：血热妄行。

治则：清热解毒，凉血止血。

处方：金银花 20g，连翘 15g，薄荷 15g，生地黄 15g，大蓟 30g，小蓟 30g，白茅根 30g，地榆炭 15g，茜草 12g，桔梗 15g，蒲公英 15g，牛蒡子 15g。7 剂，水煎服，日 1 剂，分 3 次服。

2016 年 5 月 30 日二诊：服药 3 剂后血尿基本缓解，咽痛明显减轻。查体：体温、血压正常，咽部轻度充血，右侧扁桃体Ⅰ度肿大。舌尖红，苔薄黄，脉细。尿沉渣：红细胞计数 357/μL，畸形红细胞比例 85%。蛋白（＋）。继续清热解毒，凉血止血。

处方：金银花 20g，连翘 15g，薄荷 15g，生地黄 15g，大蓟 30g，小蓟 30g，白茅根 30g，地榆炭 15g，茜草 12g，桔梗 15g，

蒲公英 15g，三七 3g（冲服）。7 剂，水煎服，日 1 剂，分 3 次服。

2016 年 6 月 7 日三诊：一般情况稳定，无血尿，咽痛明显减轻。体温、血压正常，咽部轻度充血，双侧扁桃体无肿大。舌淡红，苔薄白，脉细。尿沉渣：红细胞计数 57/μL，畸形红细胞比例 85%。蛋白（－）。治以清热解毒，凉血散瘀。

处方：金银花 20g，当归 15g，薄荷 15g，生地黄 15g，大蓟 30g，小蓟 30g，白茅根 30g，桃仁 15g，丹参 20g，桔梗 15g，蒲公英 15g，三七 3g（冲服）。7 剂，水煎服，日 1 剂，分 3 次口服。嘱定期复查尿检，暂停中药。

案 2

林某，女，10 岁，2016 年 9 月 23 日初诊。病历号：4400024260。

主诉：皮肤紫癜、血尿 1 个月。

病史：1 个月前出现双侧小腿紫癜，后到当地医院查尿潜血（+++）。

症见体温、血压正常，咽部充血，双侧扁桃体无肿大，小腿外侧可见细小皮疹、出血点，无瘙痒，压之不退色。舌尖红，苔薄黄，脉弦细。尿沉渣：红细胞计数 187/μL，畸形红细胞比例 85%。蛋白（－）。

西医诊断：过敏性紫癜性肾炎。

中医诊断：紫癜；血尿。

辨证：下焦湿热。

治则：清热利湿，凉血止血。

西药：强的松 5mg，每天 1 次。

中药处方：紫草 6g，赤芍 8g，白茅根 10g，凌霄花 10g，大蓟 10g，小蓟 10g，白花蛇舌草 6g，金银花 6g，地榆炭 15g，藕节 10g，连翘 6g。14 剂，水煎服，日 1 剂，分 3 次口服。

2016年9月30日二诊：服药两周后下肢皮疹散发，无发热，无咽痛。体温、血压正常，咽部无充血，右侧扁桃体无肿大。舌淡，苔薄黄，脉细。尿沉渣：红细胞计数 52/μL，潜血（++），畸形红细胞比例 85%。蛋白（+）。治以清热滋阴凉血。

西药：强的松 10mg，每天 1 次。

中药处方：紫草 6g，赤芍 8g，白茅根 10g，凌霄花 10g，藕节 10g，连翘 6g，芡实 6g，沙苑子 6g，女贞子 8g，旱莲草 8g，鹿衔草 12g。7 剂，水煎服，日 1 剂，分 3 次口服。

2016年10月7日三诊：药后下肢无新发皮疹，体温、血压正常，咽部无充血，双侧扁桃体无肿大。舌淡，苔薄黄，脉细。尿沉渣：红细胞计数 52/μL，潜血（++），畸形红细胞比例 85%。蛋白（+）。治以清热滋阴凉血为法。

西药：强的松 10mg，每天 1 次。

中药处方：紫草 6g，赤芍 8g，白茅根 10g，凌霄花 10g，藕节 10g，连翘 6g，芡实 6g，沙苑子 6g，女贞子 8g，旱莲草 8g，鹿衔草 12g。7 剂，水煎服，日 1 剂，分 3 次口服。

2016年10月14日四诊：下肢无新发皮疹，体温、血压正常，咽部无充血，双侧扁桃体无肿大。舌淡，苔薄黄，脉沉。尿沉渣：红细胞计数 52/μL，潜血（++），畸形红细胞比例 90%。蛋白（+）。治以清热滋阴、收敛固涩为法。

西药：强的松 10mg，每天 1 次。

中药处方：紫草 6g，山药 8g，白茅根 10g，凌霄花 10g，五味子 8g，连翘 6g，芡实 6g，沙苑子 6g，女贞子 8g，旱莲草 8g，鹿衔草 12g。14 剂，水煎服，日 1 剂，分 3 次口服。

2016年10月28日五诊：患者无特殊不适，咽部无充血，双侧扁桃体无肿大，下肢无新发皮疹，舌淡，苔薄黄，脉沉。尿沉渣：红细胞计数 52/μL，潜血（++），畸形红细胞比例 90%。蛋白（-）。治以清热滋阴、收敛固涩为法。

西药：强的松 5mg，每天 1 次。

中药处方：紫草 6g，山药 8g，白茅根 10g，凌霄花 10g，五味子 8g，连翘 6g，芡实 6g，沙苑子 6g，女贞子 8g，旱莲草 8g，鹿衔草 12g。14 剂，水煎服，日 1 剂，分 3 次口服。

两周后复查尿检，蛋白（-），潜血（+），逐渐停中药及泼尼松。

案 3

张某，男，23 岁，2015 年 11 月 23 日初诊。病历号：3500104211。

主诉：发现镜下血尿两年，加重 1 周。

病史：患者两年前查体发现尿潜血（++），无肉眼血尿，无肢体浮肿，未规律就诊，近 1 周受凉后出现咽痛、血尿加重，呈间断肉眼血尿。平时体弱，易感冒、汗出，大便溏。

症见无特殊不适，体温、血压正常，咽部充血，双侧扁桃体无肿大，四肢无浮肿。舌尖红，苔黄，脉弦浮。尿沉渣：红细胞计数 210/μL，畸形红细胞比例 85%。蛋白（+）。

西医诊断：隐匿性肾炎。

中医诊断：血尿。

辨证：脾肾气虚，湿热瘀阻。

治则：健脾补肾，祛湿活血。

中药处方：黄芪 20g，白术 15g，白茅根 30g，凌霄花 30g，大蓟 30g，小蓟 30g，白及 12g，藕节 15g，地榆炭 15g，连翘 12g，金银花 6g。7 剂，水煎服，日 1 剂，分 3 次口服。

2015 年 11 月 30 日二诊：服药 5 天后血尿缓解，咽痛减轻。体温、血压正常，咽部无充血。舌淡，苔薄白，脉细。尿沉渣：红细胞计数 122/μL，潜血（+++），畸形红细胞比例 80%。蛋白（±）。治以益气固表，滋阴凉血。

处方：黄芪 20g，白术 15g，白茅根 10g，凌霄花 10g，大蓟 30g，小蓟 30g，白及 12g，地榆炭 15g，连翘 12g，金银花 15g，女贞子 15g，旱莲草 15g。14 剂，水煎服，日 1 剂，分 3 次口服。

2015 年 12 月 14 日三诊：一般情况稳定，无血尿。体温、血压正常，咽部无充血。舌淡，苔薄白，脉细。尿沉渣：红细胞计数 52/μL，潜血（+++），畸形红细胞比例 80％。蛋白（－）。治以益气固表滋阴。

处方：黄芪 20g，白术 15g，白茅根 10g，凌霄花 10g，大蓟 10g，小蓟 10g，当归 12g，地榆炭 15g，三七粉 3g（冲服），金银花 12g，女贞子 12g，旱莲草 12g。14 剂，水煎服，日 1 剂，分 3 次口服。

2015 年 12 月 28 日四诊：昨日出现尿频、尿急、尿痛，一过性肉眼血尿，无发热，腰酸。体温、血压正常，咽部无充血。舌淡，苔薄黄，脉细。尿沉渣：红细胞计数 420/μL，潜血（+++），白细胞（++），白细胞计数 216/μL，畸形红细胞比例 50％。蛋白（+）。治以清热解毒止血。

处方：龙胆草 10g，黄芩 15g，栀子 12g，凌霄花 10g，大蓟 10g，小蓟 10g，当归 12g，白花蛇舌草 30g，生地黄 15g，蒲公英 30g。7 剂，水煎服，日 1 剂，分 3 次口服。

2016 年 1 月 5 日五诊：一般情况稳定，尿路刺激征缓解，无血尿。体温、血压正常，咽部无充血，双肾区无叩击痛。舌淡，苔薄白，脉细。尿沉渣：红细胞计数 52/μL，潜血（+++），畸形红细胞比例 80％。蛋白（－）。治以益气固表滋阴为法。

处方：黄芪 20g，白术 15g，白茅根 10g，凌霄花 10g，大蓟 10g，小蓟 10g，当归 12g，地榆炭 15g，三七粉 3g（冲服），金银花 12g，女贞子 12g，旱莲草 12g。14 剂，水煎服，日 1 剂，分 3 次口服。

患者服上药两周后，复查尿沉渣：红细胞计数 36/μL，潜血（＋）。

继以玉屏风颗粒服用两月余，体虚多汗改善，3 个月未再感冒。

【按】以上三例患者，临床均以血尿为主要表现，其中一例为皮肤紫癜后出现血尿。《素问·痿论》有"悲哀太甚则胞络绝，胞络绝则阳气内动，发为心下崩，数溲血也"，基本上认为尿血的病机与热有关。《金匮要略》也指出："热在下焦者，则尿血。"《伤寒论》也说："以热在膀胱，必便血也。"慢性肾炎血尿多由肾阴亏虚，阴虚内热，灼伤血络而致尿血，而出血多有瘀滞。瘀血阻络，血不循经，则尿血不止。血尿的治疗以清热凉血、化瘀止血、益气摄血为主，以血尿为主要表现者，急性期常见肉眼血尿，伴尿频、尿色黄赤，治疗上以清热凉血为法，选用八正散加减。本病临床以 IgA 肾病、过敏性紫癜性肾炎多见，以青年及儿童为主，过敏紫癜性肾炎患者多以皮疹为首发表现，肾脏损伤隐匿，应定期复查尿检，避免贻误病情，且肾脏损伤影响该病预后。本病若迁延不愈，病情逐渐发展，病情表现以虚实夹杂为主，治疗上以化瘀止血为法，一方面顾护正气，另一方面应祛瘀生新。对病程长久而不愈、临床表现出一派本虚之象者，治疗上当以益气摄血为法。

（三）蛋白尿、血尿（包括无症状性血尿、蛋白尿）

案 1

李某，女，43 岁，2015年8月5日初诊。病历号：3500102280。

主诉：乏力、腰酸两年余，加重伴下肢浮肿两周。

病史：患者两年前无明显诱因出现乏力、腰酸，在当地医院查尿沉渣：蛋白（＋＋），潜血（＋＋＋），诊断为慢性肾炎，未行肾穿刺活检，间断门诊口服代文、金水宝等药物，症状时有反复，两周前患者感冒后症状明显加重，小便泡沫多，查尿蛋白

（+++），潜血（+++）。

症见下肢浮肿，乏力，腰酸，手足心热，盗汗潮热。咽部轻度充血，双侧扁桃体无肿大。双下肢轻度浮肿，舌尖红，苔薄黄，脉细无力。血压135/100mmHg。尿沉渣：红细胞计数287/μL，畸形红细胞比例90%。蛋白（+++），24小时尿蛋白定量1950mg。肾功：血肌酐125μmol/L。

西医诊断：慢性肾小球肾炎。

中医诊断：水肿。

辨证：气阴两虚。

治则：益气养阴利水。

西药：代文80mg，每天1次。

中药处方：四君子汤合六味地黄汤加减。党参20g，茯苓15g，白术15g，生地黄20g，山药15g，山茱萸15g，泽泻15g，丹皮15g，凌霄花12g，女贞子15g，旱莲草15g，黄精15g，猪苓15g，知母10g。7剂，水煎服，日1剂，分3次口服。

2015年8月12日二诊：下肢浮肿减轻，盗汗、潮热好转，仍乏力、腰酸，咽部轻度充血，双侧扁桃体无肿大，双下肢轻度浮肿。舌尖红，苔薄黄，脉细无力。血压135/95mmHg。尿沉渣：红细胞计数287/μL，畸形红细胞比例90%。蛋白（+++），肾功：血肌酐132μmol/L。

西药：代文80mg，每天2次。

中药处方：党参20g，茯苓15g，白术15g，生地黄20g，山药15g，山茱萸15g，泽泻15g，丹皮15g，凌霄花12g，女贞子15g，旱莲草15g，黄精15g，知母12g，川牛膝15g。14剂，水煎服，日1剂，分3次口服。

2015年8月26日三诊：下肢浮肿缓解，盗汗、潮热好转。仍乏力、腰酸，双下肢无浮肿，舌淡红，苔薄黄，脉细。血压

130/90mmHg。尿沉渣：蛋白（+++），潜血（+++），红细胞计数122/μL，24小时尿蛋白定量1680mg。肾功：血肌酐110μmol/L。

西药：代文80mg，每天2次。

中药处方：党参20g，茯苓15g，白术15g，生地黄20g，山药15g，山茱萸15g，泽泻15g，丹皮15g，凌霄花12g，女贞子15g，旱莲草15g，黄精15g，知母12g，川牛膝15g。14剂，水煎服，日1剂，分3次口服。

2015年9月9日四诊：乏力、腰酸改善，无盗汗、潮热，大便干。双下肢无浮肿，舌淡红，苔薄黄，脉细。血压130/85mmHg。尿沉渣：蛋白（+++），潜血（++），红细胞计数56/μL。肾功：血肌酐112μmol/L。治以健脾补肾活血为法。

西药：代文80mg，每天2次。

中药处方：党参20g，茯苓15g，白术15g，生地黄20g，山药15g，山茱萸15g，泽泻15g，桃仁10g，当归15g，女贞子15g，旱莲草15g，黄精15g，芡实30g，沙苑子15g。14剂，水煎服，日1剂，分3次口服。

2015年9月23日五诊：乏力、腰酸改善，无盗汗、潮热，双下肢无浮肿。大便干，舌淡红，苔薄黄，脉细。血压130/80mmHg。尿沉渣：蛋白（+++），潜血（++），24小时尿蛋白定量1070mg。治以健脾补肾活血为法。

西药：代文80mg，每天2次。

中药处方：党参20g，茯苓15g，白术15g，生地黄20g，山药15g，山茱萸15g，泽泻15g，桃仁10g，当归15g，黄精15g，芡实30g，沙苑子15g。14剂，水煎服，日1剂，分3次口服。

2015年10月21日六诊：患者一般情况稳定，10月7～20日因故未随诊，继续口服上方，偶感口干、乏力、腰酸，饮食、睡眠可，大便调。双下肢无浮肿，舌淡尖偏红，苔薄白，脉细。

血压 130/85mmHg。尿沉渣：蛋白（++），潜血（+++），24 小时尿蛋白定量 670mg。肾功：血肌酐 94μmol/L。

西药：代文 80mg，每天 2 次。

中药处方：党参 20g，茯苓 15g，白术 15g，生地黄 20g，山药 15g，山茱萸 15g，玉竹 15g，桃仁 10g，当归 15g，麦冬 12g，芡实 30g，沙苑子 15g。14 剂，水煎服，日 1 剂，分 3 次口服。

患者继服上方巩固治疗半年，随访半年余，24 小时尿蛋白定量在 500mg 左右，肾功稳定，血肌酐在 85～100μmol/L。

【按】本例慢性肾炎临床表现为水肿、乏力、腰酸等症状，但水肿病也并不一定就是肾脏疾病。鞠建伟教授认为，临床上首先要行尿检、肾功等检查，明确是否为肾脏病，在辨病的基础上辨证才能事半功倍。该例患者有潮热、盗汗、舌质红等气阴两虚表现，而且病程较长，因此在四君子汤、六味地黄汤益气养阴的基础上酌加补肾益精、利水消肿、清热止血等治疗。本例加用凌霄花活血凉血祛风，祛瘀而不伤正。

本虚标实是慢性肾脏病中一种常见的病变证型，其因气虚而发病。本例即为病久脾肾气虚。如短时间内血尿增多，多为合并湿热、瘀血、风热等实证，本例患者经益气、养阴、利水、清热止血等治疗，水肿、乏力、腰酸等症减轻，此时需注意止血不留瘀。该患者血肌酐轻度升高，根据"久病入络"理论，则酌加活血化瘀类药物，同时加用芡实、沙苑子对药补肾，控制尿蛋白。慢性肾脏疾病病程长，肾气虚则气化功能失常，致内生水湿；湿浊之邪内蕴日久，气血运行不畅，血行迟滞而成瘀。因此，对于慢性肾脏病应注意益气的同时活血化瘀。

案 2

张某，男，59 岁，2013 年 5 月 7 日初诊。病历号：2100004278。

主诉：腰膝酸痛、遗精半年余。

病史：患者半年前无明显诱因出现腰膝酸痛、遗精，在当地医院查尿沉渣：蛋白（++），潜血（++）。诊断为慢性肾炎。行肾穿刺活检，诊断为轻度系膜增生性肾小球肾炎。未规律诊治，症状时有反复。

症见腰膝酸痛、遗精，胁肋部不适，情绪波动时头昏、乏力、耳鸣。双肾区无叩击痛，双下肢无浮肿，舌暗红，苔薄白，脉细弦。血压 135/90mmHg。尿沉渣：红细胞计数 187/μL，畸形红细胞比例 85%。蛋白（++），24 小时尿蛋白定量 950mg。肾功：血肌酐 65μmol/L。

西医诊断：慢性肾小球肾炎（轻度系膜增生性肾小球肾炎）。

中医诊断：腰痛。

辨证：肝肾阴虚。

治则：滋阴养血，补肾固涩。

处方：杞菊地黄汤合二至丸加减。枸杞子 15g，菊花 15g，五味子 15g，生地黄 20g，山药 15g，山茱萸 15g，泽泻 15g，丹皮 15g，茜草 12g，女贞子 15g，旱莲草 15g，鹿衔草 15g，怀牛膝 15g，知母 10g。7 剂，水煎服，日 1 剂，分 3 次口服。

二诊：腰膝酸痛、遗精、胁肋部不适、头昏、乏力减轻，仍耳鸣，夜尿 2 次。舌暗红，苔薄白，脉弦。血压 135/80mmHg。尿沉渣：红细胞计数 107/μL，畸形红细胞比例 85%。蛋白（++）。

处方：枸杞子 15g，菊花 15g，五味子 15g，生地黄 20g，山药 15g，山茱萸 15g，泽泻 15g，丹皮 15g，川楝子 12g，女贞子 15g，旱莲草 15g，益智仁 30g，怀牛膝 15g，沙苑子 15g。14 剂，水煎服，日 1 剂，分 3 次口服。

三诊：腰膝酸痛、遗精减轻，偶有胁肋部不适，耳鸣好转，夜尿1次。舌暗红，苔薄白，脉弦。血压130/80mmHg。尿沉渣：红细胞计数68/μL，畸形红细胞比例85%。蛋白（++）。24小时尿蛋白定量520mg。

上方继服14剂，服法同前。

四诊：腰膝酸痛、遗精明显缓解，耳鸣好转，舌暗红，苔薄白，脉弦。尿沉渣：潜血（++），红细胞计数72/μL，蛋白（+），24小时尿蛋白定量260mg。

上方随症加减，1个月后复查尿沉渣：蛋白（±），24小时尿蛋白定量170mg。嘱暂停中药，改为依那普利5mg，每天1次，每次1片维持。

【按】慢性肾炎患者多见乏力、腰酸、纳差等症，因此脾肾气虚者多见。本例辨证为肝肾阴虚，临床上在中老年患者亦不鲜见，病情往往较单纯脾肾气虚类患者为重。鞠建伟教授认为，多数疾病往往符合气→血→阴→阳的发展规律，即疾病早期在气在血，后期伤阴伤阳。治则以滋阴养血、补肾固涩为法，方选杞菊地黄汤合二至丸（女贞子、旱莲草）。女贞子、旱莲草是鞠建伟教授临床较喜欢用的对药之一，两味药物合用，性平不燥，补阴而不滋腻，为平补肝肾之良剂，且又有凉血作用。西医学也证实，两药有改善机体免疫力作用。益智仁具有温脾止泻摄涎、暖肾缩尿固精之功效，常用于脾胃虚寒之呕吐、泄泻、腹中冷痛、口多唾涎，肾虚之遗尿、尿频、遗精、白浊。该患者经滋阴养血、补肾固涩等治疗后，腰膝酸痛、遗精减轻，胁肋部不适、耳鸣好转，夜尿减为1次，效果明显。

案3

王某，男，29岁，2013年9月8日初诊。病历号：2100005008。

主诉：尿检异常两年。

病史：患者2011年底单位查体发现蛋白尿（++）、潜血（+++），未在意。无特殊不适，1年后查体仍异常（报告未见）。

症见无特殊不适，劳累后偶感乏力，体形肥胖，BMI 30m，舌淡有齿痕，苔黄、薄腻，脉沉细。血压140/95mmHg。肾功：血肌酐56μmol/L。尿常规：尿蛋白（++），潜血（+++），红细胞计数108/μL，24小时尿蛋白定量1060mg。

西医诊断：隐匿性肾小球肾炎。

中医诊断：尿浊。

辨证：脾肾气虚夹湿。

治则：健脾补肾，祛湿固涩。

西药：代文80mg，每天1次，每次1粒。

中药处方：黄芪30g，白术15g，党参15g，山茱萸15g，熟地黄20g，厚朴12g，女贞子15g，茯苓15g，凌霄花30g，佩兰12g，芡实30g，沙苑子15g。14剂，水煎服，日1剂，分3次口服。嘱患者控制体重。

2013年9月22日二诊：偶感倦怠乏力，纳眠可，夜尿每晚两次，大便调，舌淡红，苔薄黄，脉沉。血压150/90mmHg。复查：肝肾功能正常；尿常规：尿蛋白（++），潜血（++）。

西药：代文80mg，每天1次。

中药处方：黄芪25g，白术15g，党参15g，山茱萸15g，熟地黄20g，茯苓12g，凌霄花30g，山药20g，益智仁20g，白花蛇舌草15g，芡实30g，沙苑子15g。14剂，水煎服，日1剂，分3次口服。

2014年10月8日三诊：服上药两周后体力好转，纳眠可，大便调，舌淡红，苔薄白，脉沉。血压130/85mmHg。复查：肝肾功能正常；尿常规：尿蛋白（++），潜血（+）。24小时尿蛋白定量910mg。

西药：代文80mg，每天1次；雷公藤多苷20mg，每天3次。

中药处方：黄芪25g，白术15g，党参15g，山茱萸15g，熟地黄20g，茯苓12g，凌霄花30g，山药20g，益智仁20g，白花蛇舌草15g，芡实30g，沙苑子15g。14剂，水煎服，日1剂，分3次口服。

2014年10月22日四诊：患者无特殊不适，舌淡暗，苔黄白，脉沉。血压130/80mmHg。复查：肝肾功能正常；尿常规：尿蛋白（＋），潜血（＋）。

西药：代文80mg，每天2次；雷公藤多苷20mg，每天3次。

中药处方：黄芪25g，白术15g，党参15g，山茱萸15g，熟地黄20g，茯苓12g，泽泻12g，山药20g，益智仁20g，白花蛇舌草15g，芡实30g，沙苑子15g。14剂，水煎服，日1剂，分3次口服。

2014年11月4日五诊：患者特殊无不适，两个月内体重下降约4kg。舌淡，苔黄白，脉沉。血压130/86mmHg。尿常规：尿蛋白（±），潜血（＋）。24小时尿蛋白定量360mg。

西药：代文80mg，每天2次；雷公藤多苷20mg，每天2次。

中药处方不变，巩固治疗1个月，雷公藤逐渐减停。

2014年12月14日复查尿蛋白（－），潜血（＋＋），尿红细胞计数28/μL。

【按】无症状性蛋白尿、血尿患者临床较为常见。患者往往无任何临床症状，仅查尿检发现异常，部分患者可有劳累后乏力等，多不严重。因无不适，不少患者往往不重视，延误了诊治，甚至发展成肾功能不全。鞠建伟教授认为，此类型患者多可按脾肾气虚辨证施治，治则以健脾补肾祛湿为主，如病程较长，可酌加活血类药物。

慢性肾炎以蛋白尿为主者，特别是蛋白尿量不大时，应以中医辨证治疗为主，尽可能不用激素类药物，可使用雷公藤多苷片口服。雷公藤多苷属于免疫抑制剂，副作用相对于其他免疫抑制剂小，疗程短，对血细胞、肝功的影响多可逆，对女性月经的影响也大多可逆，少部分患者可影响肝脏白蛋白的合成。临床应用此药，每获良效，未见明显严重不良反应。此患者辨证为脾肾气虚，湿浊夹瘀，经健脾补肾祛湿治疗2～4个月，蛋白尿明显减少。另外，患者体重超重，因此控制体重对控制蛋白尿也大有裨益。

肾病综合征

原发性肾病综合征的典型表现为大量蛋白尿（＞3.5g/d）、低白蛋白血症（血浆白蛋白<30g/L）、高脂血症及水肿，属中医学"水肿""肾水"范畴。

一、病因病机

鞠建伟教授认为，本病以水肿为特征。其病因病机为：①风邪外袭：风寒外束或风热上受，致肺气失于宣畅。肺合皮毛，为水之上源，肺失宣畅，则水液不能敷布，于是流溢肌肤，发为水肿。②湿邪内侵：时令阴雨、居处湿地、涉水冒雨均能损伤脾胃运化水湿的功能，使脾气不能升清降浊，水液泛于肌肤，而成水肿。③气滞血瘀：水湿内留、阻滞气机，或久病不愈、由气及血均可伤及肾络。肾络不通，水道阻塞，开阖不利，致水气停着，发为水肿。④劳倦内伤：劳伤或纵欲均能耗气伤精，累及脾肾，致精血亏乏，水湿内生，发为水肿。

综上所述，水肿的发生是外因通过内因而起作用。外因有风邪、湿、热、毒、劳伤等；内因为肺、脾、肾脏腑亏虚，病机主要是外因影响肺、脾、肾及三焦的气化功能，以肺、脾、肾功能失调为病变之本，但与肾的关系更为密切，以肾为本，以肺为标，以脾为治水之脏；以水湿、湿热、瘀血阻滞为病变之标，表现为本虚标实、虚中夹实之证；病程中易感外邪，也常因外感而加重病情。如果病情迁延，正气愈虚，邪气愈盛，日久则可发为癃闭、关格、肾衰等。总之，本病以肺、脾、肾气虚为主，气虚血行不畅导致瘀血，虚与瘀贯穿于疾病始终。

二、诊断与鉴别诊断

1.临床诊断

大量蛋白尿（＞3.5g/d）；低蛋白血症（白蛋白＜30g/L）；明显水肿；高脂血症。其中1、2为必备。同时必须排除继发性因素，如狼疮性肾炎、过敏性紫癜性肾炎、糖尿病肾病、遗传性肾炎、淀粉样变性、恶性肿瘤、肾瘀血等所致者。

肾活检是确定肾组织病理类型的唯一手段，可为治疗方案的选择和预后估计提供可靠的依据。引起肾病综合征的主要病理类型有微小病变肾病（MCNS）、系膜增生性肾炎（MesPGN）、局灶节段性肾小球硬化（FSGS）、膜性肾病（MN）、膜增生性肾炎（MPGN）5种。

中医证候主要分为风水相搏证、水湿浸渍证、湿热壅盛证、脾虚湿困证、阳虚水泛证五型。

2.鉴别诊断

临床上确诊原发性肾病综合征时，需排除继发性肾病综合征，注意两者之间的鉴别。常见以下继发原因：

（1）系统性红斑狼疮肾损害（狼疮性肾炎）：狼疮性肾炎临床上伴多系统损害；化验有抗核抗体等多种自身抗体阳性，活动期血清 Ig 增高，补体 C_3 下降；肾活检病理检查提示：光镜下除系膜增生外，病变有多样性及不典型性特点，有时可见白金耳样病变及苏木素小体，免疫病理检查呈"满堂亮"，因此不难鉴别。

（2）紫癜性肾炎：弥漫系膜增生为其常见病理表现。但紫癜性肾炎临床上有过敏性紫癜表现，化验血清 IgA 有时增高，免疫病理 IgA 及 C_3 为主要沉淀物，故鉴别也不难。

（3）糖尿病肾病：本病先有糖尿病史，一般病史在 10 年以上才能导致肾病综合征。眼底检查可见特殊改变。光镜下系膜基质增多但系膜增生不明显，免疫病理检查阴性，或可见 Ig、C_3 及白蛋白呈线样沉积于肾小球毛细血管壁、肾小管及肾小囊基底膜（非特异性沉积）。

（4）乙型肝炎病毒相关性肾病：应有乙型肝炎病毒抗原阳性，血中球蛋白、Ig、IgA 常升高，肾穿刺活检证实乙型肝炎病毒或其抗原沉积才能确诊。

3. 并发症

感染（呼吸道、尿道）；肾功能损害；血栓、栓塞性并发症：肢体深部静脉、肾静脉血栓形成，肺动脉栓塞等；营养不良：包括蛋白质缺乏、维生素 D 缺乏、微量元素缺乏等。

三、辨治要点

鞠建伟教授指出，肾病综合征的常见证候表现为虚象的有气虚、阳虚，表现为实象的有风水、湿热、瘀血。掌握各证候的特征，是正确治疗的基础和关键所在。气虚证候的病位主要在肺、肾；阳虚证候重在脾、肾。风水始于风邪外袭，其中风热证多于风寒证，也有始为风寒而后化热者；湿热证缘由湿热侵及，或由湿化热所致；瘀血证候因水肿日久，由气及血而致，也有离经之血酿成者。治疗上攻补兼施，以益气活血为基本法，方选桃红四物汤加减。

1. 湿热内蕴

主症：浮肿明显，肌肤绷急，腹大胀满，胸闷烦热，口苦口干，大便干结，小便短赤，舌暗红，苔黄腻，脉滑数。

治则：清热利湿，活血消肿。

方药：疏凿饮子合桃红四物汤加减。药如泽泻、茯苓皮、大腹皮、秦艽、车前草、石韦、白花蛇舌草、蒲公英、桃仁、红花、当归、炙甘草。水煎服，日1剂。

加减：伴血尿者，可加白茅根等清热利湿，凉血止血。

2. 水湿浸淫

主症：多下肢先肿，逐渐四肢浮肿，下肢为甚，按之没指，不易随复。伴胸闷腹胀，身重困倦，纳少泛恶，小便短少，舌暗红，苔白腻，脉濡。

治则：健脾化湿，通阳利水，活血化瘀。

方药：五皮饮合桃红四物汤加减。药如桑白皮、陈皮、茯苓皮、生姜皮、白术、泽泻、猪苓、桂枝、益母草、桃仁、红花、当归。水煎服，日1剂。

3. 阳虚水泛

主症：全身高度水肿，腹大胸满，卧则促甚，形寒神倦，面色㿠白，纳少，尿短赤，舌淡暗，边有齿印，苔白，脉沉细。

治则：温肾助阳，化气行水，活血祛瘀。

方药：阳和汤合桃红四物汤加味。药如麻黄、干姜、熟地黄、肉桂（另焗）、白介子、鹿角胶（另烊）、甘草、黄芪、益母草、桃仁、红花。水煎服，日1剂。

加减：若心悸、唇紫、脉结代者，甘草改为炙甘草。

4. 脾虚湿困

主症：面浮足肿，反复消长，劳累后、午后加重，腹胀纳少，面色萎黄，神疲乏力，尿少色清，大便或溏，舌暗红，苔白滑，脉细弱。

治则：温阳利水，活血消肿。

方药：实脾饮合桃红四物汤加减。药如黄芪、白术、茯苓、桂枝、大腹皮、广木香、厚朴、益母草、泽泻、猪苓、桃仁、红花。水煎服，日1剂。

加减：蛋白尿多者加桑螵蛸、金樱子固摄精气；血清蛋白低、水肿不消者，加鹿角胶、菟丝子补肾填精，化气行水。

5. 风水相搏

主症：初起眼睑浮肿，继则四肢、全身亦肿，皮色光泽，按之凹陷，易复发，伴发热、咽痛、咳嗽等，舌暗红，苔薄白，脉浮。

治则：疏风清热，宣肺行水，兼以活血。

方药：越婢加术汤合桃红四物汤加减。药如麻黄、生石膏、白术、浮萍、泽泻、茯苓、石韦、生姜皮、桃仁、红花。水煎服，日1剂。

加减：偏于风热者，加板蓝根、桔梗疏解风热；偏于风寒者，加紫苏、桂枝发散风寒；水肿明显者，加白茅根、车前子加强利水消肿之力。

临床心得

中成药的使用：①肾病综合征湿热重者，可口服黄葵胶囊清热利湿。②老年患者可酌情使用雷公藤多苷片。

西药的使用：

水肿甚者，可适当加利尿剂。有明确感染者，可根据药敏加用敏感抗生素。在使用糖皮质激素和细胞毒药物方面，主张根据病理类型，结合患者自身的情况做出合理选择。对于激素无效者，仍应考虑以中医药为主。

四、验案精选

案1

张某，女，29岁，2016年3月23日初诊。病历号：4400015010。

主诉：反复双下肢水肿1年余。

病史：患者2015年9月出现双下肢水肿，在当地医院查尿蛋白（+++），行肾脏穿刺活检，诊断为膜性肾病，口服泼尼松等药物治疗，效果不佳，已口服泼尼松50mg月余。

症见倦怠乏力、腰酸不适、下肢轻度浮肿，纳眠可，夜尿两次，大便溏、日两次，舌淡红，苔黄腻，脉沉细。血压130/85mmHg。肾功：血肌酐56μmol/L。尿常规：尿蛋白（+++），潜血（+），24小时尿蛋白定量3600mg，血白蛋白29g/L。

西医诊断：肾病综合征（膜性肾病）。

中医诊断：水肿。

辨证：脾虚湿困。

治则：健脾补肾，清热祛湿。

西药：依那普利5mg，每天2次；泼尼松55mg，每天1次；碳酸钙每天1次，每次1片。

中药处方：黄芪30g，山茱萸15g，党参15g，茯苓15g，熟地黄20g，黄精30g，女贞子15g，苍术15g，厚朴10g，山药15g，芡实30g，沙苑子15g。14剂，水煎服，日1剂，分3次口服。

2016年4月6日二诊：腰酸、倦怠乏力改善，纳眠可，夜尿多，大便调，舌淡红，苔黄，脉沉。血压140/85mmHg。

西药：依那普利5mg，每天2次；泼尼松55mg，每天1次；碳酸钙每天1次，每次1片。

中药处方：黄芪30g，山茱萸15g，党参15g，茯苓15g，丹参20g，黄精30g，女贞子15g，苍术15g，厚朴10g，山药15g，芡实 30g，沙苑子 15g。14 剂，水煎服，日 1 剂，分 3 次口服。

患者本人未到，继续服用上方两个月，巩固治疗，强的松减量为 1 片，每天 1 次。

2014 年 7 月 6 日三诊：腰酸不适、倦怠乏力减轻，纳眠可，间断腹胀，大便干，夜尿 1～2 次，夜眠不佳，舌暗红，苔薄白，脉沉，下肢无浮肿。血压正常。尿常规：尿蛋白（+++），潜血（+）。24 小时尿蛋白定量 2250mg。血白蛋白 32g/L。

西药：雷公藤多苷片 20mg，每天 3 次；依那普利 5mg，每天 2 次；泼尼松 50mg，每天 1 次；碳酸钙每天 1 次，每次 1 片。

中药处方：黄芪 20g，山茱萸 15g，杜仲 15g，茯苓 15g，生地黄 20g，知母 15g，女贞子 15g，酸枣仁 25g，夜交藤 20g，山药 15g，芡实 30g，沙苑子 15g。14 剂，水煎服，日 1 剂，分 3 次口服。

2014 年 7 月 20 日四诊：劳累后感腰酸不适、倦怠乏力，情绪易波动，大便溏，间断腹胀，大便干，夜尿 1～2 次，夜眠改善，下肢轻度浮肿。舌暗红，苔薄白，脉弦。血压正常。

西药：雷公藤多苷片 20mg，每天 3 次；依那普利 5mg，每天 2 次；泼尼松 45mg，每天 1 次；碳酸钙每天 1 次，每次 1 片。

中药处方：黄芪 20g，郁金 15g，乌贼骨 25g，茯苓 15g，熟地黄 20g，知母 15g，女贞子 15g，酸枣仁 25g，夜交藤 20g，山药 15g，芡实 30g，沙苑子 15g。14 剂，水煎服，日 1 剂，分 3 次口服。

2014 年 8 月 4 日五诊：劳累后有腰酸不适、倦怠乏力，大便溏，间断腹胀，大便干，夜尿 1～2 次，夜眠改善，下肢轻度浮肿。舌暗红，苔薄白，脉弦。血压正常。尿常规：尿蛋白（+++），潜血（+）。24 小时尿蛋白定量 1650mg。血白蛋白 35g/L。

西药：雷公藤多苷片 20mg，每天 3 次；依那普利 5mg，每天 2 次；泼尼松 40mg，每天 1 次；碳酸钙每天 1 次，每次 1 片。

中药处方不变：继服 14 剂，服法同前。

2014 年 8 月 18 日六诊：偶尔烧心、倦怠乏力，有饥饿感，情绪易怒，胁肋部不适，大便干，夜眠不佳，下肢无浮肿。舌暗红，苔薄白，脉弦。血压正常，尿常规：尿蛋白（+++），潜血（+）。24 小时尿蛋白定量 1120mg。

西药：雷公藤多苷片 20mg，每天 3 次；依那普利 5mg，每天 2 次；泼尼松 35mg，每天 1 次；碳酸钙每天 1 次，每次 1 片。

中药处方：黄芪 20g，郁金 15g，乌贼骨 25g，白芍 15g，熟地黄 20g，知母 15g，女贞子 15g，酸枣仁 25g，夜交藤 20g，山药 15g，芡实 30g，沙苑子 15g。14 剂，水煎服，日 1 剂，分 3 次口服。

2014 年 10 月 16 日七诊：患者服上方巩固治疗两月余，随症加减，强的松规律减量，约两周减 1 片，就诊时减量为 2 片，每天 1 次，未诉特殊不适，24 小时尿蛋白定量 750mg。血白蛋白 38g/L；肾功：血肌酐 71mmol/L。遂停中药。依那普利 5mg，每天 2 次，每次 1 片；雷公藤多苷片每天 2 次，每次 1 片逐渐减停。病情基本缓解。

【按】原发性肾病综合征临床以微小病变肾病、膜性肾病多见，部分也可出现 IgA 肾病，中医多归于"水肿""虚劳"等诊治，本例病理首先明确肾脏病理类型为膜性肾病，因有生育要求，拒绝使用环磷酰胺等药物。中西医结合治疗本病有较好效果，对于大量蛋白尿患者，强的松、环磷酰胺等免疫抑制剂往往不可避免，但激素、免疫抑制剂的使用属于"祛邪"范畴，一味猛药祛邪会造成患者阴虚内热、气阴两虚，本虚加重，因此，本病早期多以实证为主。本例患者随着病情进展及西药的应用出现本虚标实之象。脾虚则运化失司，湿浊内生；肾气虚则气化功能失常，内生水湿。鞠建伟教授认为，随着激素剂量的变化"首剂量→减量→停用"，机体会相应出现"阴虚→气阴两虚→阴阳两虚→阴阳两虚"的病理改变。本例患者已迁延1年余，治疗阶段滋阴降火，清热解毒，处以六味地黄汤加减；激素减量阶段注重益气养阴，处方以生脉散加女贞子、旱莲草等药物；激素维持治疗阶段除温肾助阳外，注意湿浊、瘀血、湿热为患。

案2

张某，男，19岁，2016年4月23日初诊。病历号：4400016008。

主诉：反复双下肢水肿1个月。

病史：患者2016年3月出现双下肢水肿，未在意，水肿逐渐加重，后伴尿量减少来诊。查尿沉渣：蛋白（+++），行肾脏穿刺活检，诊为微小病变型肾病，目前口服泼尼松60mg，1天1次，已两周。水肿仍反复。

症见浮肿明显，腹大胀满，胸闷烦热，口苦，口干，大便干结，小便短赤，舌暗红，苔黄腻，脉滑数。血压110/70mmHg。辅助检查：肾功：血肌酐56mol/L。尿常规：尿蛋白（+++），24小时尿蛋白定量2800mg，血白蛋白27g/L。

西医诊断：肾病综合征（微小病变肾病）。

中医诊断：水肿。

辨证：湿热内蕴。

治则：清热利湿，活血消肿。

西药：依那普利5mg，1天1次；泼尼松60mg，1天1次；碳酸钙1天2次，1次1片。

中药处方：疏凿饮子加减。泽泻15g，茯苓皮18g，大腹皮12g，牵牛10g，车前草15g，苍术12g，白花蛇舌草15g，蒲公英15g，桃仁10g，红花5g，当归10g，厚朴12g。14剂，水煎服，日 1 剂，分 3 次口服。

2016 年 5 月 6 日二诊：肢体水肿明显减轻，口干、口苦减轻，大便日 1 次，间断有腰酸、倦怠，眠可，夜尿多，大便调，舌淡红，苔黄，脉沉。血压 140/85mmHg。

西药：依那普利 5mg，每天 1 次；泼尼松 60mg，每天 1 次；碳酸钙每天 2 次，每次 1 片。

中药处方：黄芪 30g，山茱萸 15g，党参 15g，茯苓 15g，车前草 15g，苍术 12g，白花蛇舌草 15g，蒲公英 15g，桃仁 10g，红花 5g，当归 10g，厚朴 12g，芡实 30g，沙苑子 15g。14 剂，水煎服，日 1 剂，分 3 次口服。

2016 年 5 月 24 日三诊：服上药后水肿逐渐缓解，口干、口苦不适减轻，间断出现烦躁、手足心汗出，胸胁不适，睡眠不佳。舌暗红，苔黄，脉细。尿常规：尿蛋白（++）。

辨证：阴虚内热。

治则：滋阴清热，利湿活血。

西药：依那普利 5mg，1 天 1 次；泼尼松 60mg，1 天 1 次；碳酸钙 1 天 2 次，1 次 1 片。

中药处方：泽泻 20g，山茱萸 15g，丹皮 15g，茯苓 15g，生地黄 20g，知母 15g，女贞子 15g，酸枣仁 25g，夜交藤 20g，山药 20g，麦冬 10g，蒲公英 15g。14 剂，水煎服，日 1 剂，分 3 次口服。

2016 年 6 月 7 日四诊：足量激素已两个月。口干、烦躁减轻，胸胁不适、水肿缓解，睡眠改善。舌暗红，苔黄，脉细弦。尿常规：尿蛋白（++）。

西药：依那普利 5mg，1 天 1 次；泼尼松 55mg，1 天 1 次；碳酸钙 1 天 2 次，1 次 1 片。

中药处方：郁金 12g，山茱萸 15g，丹皮 15g，茯苓 15g，生地黄20g，知母15g，女贞子15g，酸枣仁25g，夜交藤20g，山药20g，麦冬10g，桃仁10g。14剂，水煎服，日1剂，分3次口服。

2016年6月21日五诊：一般情况稳定，口干、胸胁不适、潮热等缓解，无水肿，睡眠可。舌淡红，苔薄黄，脉细弦。复查尿常规：尿蛋白（-）。

西药：依那普利5mg，1天1次；泼尼松50mg，1天1次；碳酸钙1天2次，1次1片。

中药处方：郁金12g，山茱萸15g，丹皮15g，茯苓15g，生地黄20g，知母15g，女贞子15g，当归12g，蒲公英15g，山药20g，麦冬10g，桃仁10g。14剂，水煎服，日1剂，分3次口服。

继服强的松并规律减量，未再复发。

【按】本例原发性肾病综合征病理诊断为微小病变肾病。中医多归于"水肿""尿浊""虚劳"等，治疗上首先应明确肾脏病的类型，根据病理结果确立治疗方案。激素、免疫抑制剂属于"祛邪"范畴。本病早期中医多以实证为主，随着病情进展及西药的应用多数患者可出现本虚标实，气虚为本。脾虚则运化失司，湿浊内生；肾气虚则气化功能失常，内生水湿；皮质激素仅对其中少数类型如微小病变肾病缓解率较高，随着激素剂量的变化"首剂量→减量→停用"，机体会相应出现"阴虚→气阴两虚→阴阳两虚"的病理改变。本例患者初期口服大剂量激素，水肿减轻后出现阴虚内热表现，治疗阶段滋阴降火，清热解毒，处方以六味地黄汤加减；激素减量阶段益气养阴，处方以生脉散加女贞子、旱莲草等药物。

案3

于某，女，29岁，2016年12月7日初诊。病历号：4400017042。

主诉：反复双下肢水肿两个月。

病史：患者 2016 年 10 月出现双下肢水肿，伴乏力、夜尿多，在当地医院查尿常规：蛋白（+++）；肾功：血肌酐 152μmol/L；血常规：血红蛋白 112g/L。行肾脏穿刺活检，诊断为 IgA 肾病伴局灶性肾小球硬化，口服泼尼松 60mg，1 天 1 次，1 个月。复查尿蛋白（+++），血肌酐 140μmol/L。

症见乏力，腰酸，下肢轻度浮肿，纳眠可，夜尿两次，大便溏、日两次，血压 140/85mmHg。舌淡暗，有齿痕，苔白腻，脉沉细。肾功：血肌酐 140μmol/L。尿常规：尿蛋白（+++），24 小时尿蛋白定量 2600mg；血白蛋白 29g/L。

西医诊断：肾病综合征（IgA 肾病伴局灶性肾小球硬化）。

中医诊断：水肿。

辨证：水瘀互结。

治则：清热利湿，活血消肿。

西药：雷公藤多苷片 10mg，1 天 3 次；泼尼松 5mg，1 天 1 次。

中药处方：黄芪 30g，党参 15g，山茱萸 15g，茯苓 15g，桃仁 10g，黄精 30g，益智仁 30g，苍术 15g，厚朴 10g，红花 10g，芡实 30g，沙苑子 15g，牵牛子 10g，猪苓 20g。14 剂，水煎服，日 1 剂，分 3 次口服。

2016 年 12 月 21 日二诊：目前口服足量激素已 65 天，腰酸、倦怠改善，水肿基本缓解，纳眠可，夜尿多，大便调，满月脸，舌暗红，苔薄黄，脉沉涩。血压 130/85mmHg。

西药：雷公藤多苷片 20mg，1 天 3 次；泼尼松 50mg，1 天 1 次。

中药处方：黄芪 30g，山茱萸 15g，党参 15g，茯苓 15g，桃仁 10g，黄精 30g，益智仁 30g，赤芍 15g，红花 10g，山药 15g，芡实 30g，沙苑子 15g。14 剂，水煎服，日 1 剂，分 3 次口服。

2017 年 1 月 25 日三诊：睡眠不佳，心烦，偶有胁痛，余无不适，大小便调，满月脸，舌红，苔薄黄，脉细弦。血压

130/80mmHg。复查：尿蛋白（＋＋），血肌酐 122μmol/L，24 小时尿蛋白定量 1200mg，血白蛋白 33g/L。

西药：雷公藤多苷片 20mg，1 天 3 次；泼尼松 50mg，1 天 1 次。

中药处方：黄芪 25g，五味子 10g，党参 15g，茯苓 15g，生地黄 20g，黄精 30g，女贞子 15g，郁金 15g，合欢皮 20g，山药 15g，酸枣仁 30g，沙苑子 15g，芡实 15g。14 剂，水煎服，日 1 剂，分 3 次口服。

期间患者激素约 1 个月减 1 片，规律就诊口服中药。

2017 年 7 月 25 日四诊：目前口服强的松 20mg，现无特殊不适，大小便调，满月脸，舌红，苔薄黄，脉细。血压 130/75mmHg。复查：尿蛋白（＋＋），血肌酐 96μmol/L。24 小时尿蛋白定量 350mg，血白蛋白 35g/L。

西药：雷公藤多苷片 20mg，1 天 3 次；泼尼松 20mg，1 天 1 次。

中药处方：黄芪 20g，五味子 10g，党参 15g，茯苓 15g，生地黄 20g，黄精 30g，女贞子 15g，郁金 15g，旱莲草 12g，山药 15g，女贞子 15g，沙苑子 15g，芡实 15g。14 剂，水煎服，日 1 剂，分 3 次口服。

上方加减巩固两个月，2017 年 10 月 8 日复查尿常规：蛋白（±），强的松维持 2 片。两个月后，强的松、雷公藤多苷片停用，半年内随访，病情未复发。

【按】本例患者临床表现为肾病综合征，但病理类型证实为 IgA 肾病，且有相当数量的肾小球硬化，表明肾功能开始恶化。IgA 肾病出现肾病综合征，大量蛋白尿表明病情较重。本病采用中西医结合治疗取得较好效果。对于大量蛋白尿患者，强的松、环磷酰胺等免疫抑制剂往往不可避免。本例患者就诊时辨证为水瘀互结，表明病情已进展到一定程度，这种情况除予足量激素外，尚需酌情加用活血化瘀类药物，如桃仁、红花、赤芍等。随着激素的应用，患者逐渐出现乏力、情绪波动、心烦、舌苔黄、脉弦等实火表现，此时及时滋阴降火，清热解毒。激素维持及减量阶段治以益气养阴，处方以生脉散加女贞子、旱莲草等。另外，临证应注意湿浊、瘀血、湿热为患，芡实、沙苑子等补肾益精类药物可以贯穿治疗始终。

案4

张某，男，17岁，2017年3月26日初诊。病历号：4800017120。

主诉：反复双下肢水肿1周。

病史：患者2017年3月14日出现双下肢水肿，未在意，水肿逐渐加重，后伴尿量减少来诊。查尿常规：蛋白（+++）。入院行肾脏穿刺活检，诊为微小病变型肾病，目前口服泼尼松60mg，1天1次，1周。水肿仍反复。

症见乏力，咽干口干，畏寒，下肢中度凹陷性浮肿，纳眠可，尿量偏少，大便干结，舌红，苔薄黄，脉浮弦。血压120/70mmHg。肾功：血肌酐75μmol/L。尿常规：尿蛋白（+++），24小时尿蛋白定量3200mg，血白蛋白26g/L。

西医诊断：肾病综合征（微小病变型肾病）。

中医诊断：水肿。

辨证：风水相搏。

治则：疏风清热，宣肺行水，兼以活血。

西药：泼尼松60mg，1天1次；碳酸钙1天1次，1次2片。

中药处方：麻黄9g，生石膏20g（先煎），白术12g，泽泻18g，茯苓15g，厚朴10g，山药15g，芡实30g，沙苑子15g，猪苓15g，牵牛子8g，桃仁10g，红花10g，生地黄20g。14剂，水煎服，日1剂，分3次口服。

2017年4月19日二诊：乏力、咽干、口干、畏寒明显减轻，下肢轻度浮肿，尿量大致正常，大便调，舌淡红，苔黄，脉弦。血压110/75mmHg。复查尿蛋白（-）。

西药：泼尼松60mg，1天1次；碳酸钙1天1次，1次2片。

中药处方：黄芪20g，山茱萸15g，党参15g，茯苓15g，熟地黄20g，黄精30g，女贞子15g，旱莲草15g，厚朴10g，山药15g，芡实30g，沙苑子15g。14剂，水煎服，日1剂，分3次口服。

2017年5月6日三诊：乏力、咽干、口干减轻，无浮肿，尿量正常，大便干，舌淡红，苔黄，脉弦。血压120/75mmHg。复查尿蛋白（-）。

西药：泼尼松60mg，1天1次；碳酸钙1天1次，1次2片。

中药处方不变，14剂，服法同前。

2017年5月20日四诊：目前口服强的松12片已两月余，一般情况稳定，乏力，咽干，口干，无浮肿，尿量正常，大便干，颜面部痤疮、无破溃，舌淡红，苔黄，脉弦。血压120/75mmHg。复查尿蛋白（-）。

西药：泼尼松55mg，1天1次；碳酸钙1天1次，1次2片。

中药处方：黄芪20g，山茱萸15g，党参15g，茯苓15g，生地黄20g，黄精30g，女贞子15g，旱莲草15g，厚朴10g，山药15g，枇杷叶30g，防风15g。14剂，水煎服，日1剂，分3次口服。

2017年6月3日五诊：患者感头胀、乏力，间断有烧心感，餐前明显，口干，入睡困难，尿量正常，大便干，颜面部痤疮，舌淡红，苔黄腻，脉弦。血压120/75mmHg。

西药：泼尼松50mg，1天1次；碳酸钙1天1次，1次2片。

中药处方同前。继服14剂，服法同前。

2017年6月17日六诊：头胀、乏力减轻，烧心感缓解，睡眠改善，大便调，颜面痤疮减轻，舌尖红，苔薄黄，脉弦沉。复查尿蛋白（−）。

西药：泼尼松 45mg，1 天 1 次；碳酸钙 1 天 1 次，1 次 2 片。

中药处方：枇杷叶 30g，防风 15g，白芍 15g，当归 15g，生地黄 20g，栀子 10g，夏枯草 10g，郁金 15g，合欢皮 20g，赤芍 15g，酸枣仁 30g，知母 12g。14 剂，水煎服，日 1 剂，分 3 次口服。

患者继服上方加减，巩固治疗 1 月余，一般情况稳定，停中药，无特殊不适，2017 年 8 月 30 日复诊，尿检正常。

【按】原发性肾病综合征临床以微小病变肾病、膜性肾病多见，中医多归于水肿、虚劳等范畴，治疗上首先应明确肾脏病类型，根据病理结果确立治疗方案。本病早期多以实证为主，随着病情进展及西药的应用多数患者可出现本虚标实，气虚为本。脾虚则运化失司，湿浊内生；肾气虚则气化功能失常，内生水湿；肺虚不能通调水道，水液内停。水湿、湿浊之邪内蕴日久，气血运行失畅，血行迟滞而成瘀。皮质激素仅对其中少数类型如微小病变肾病缓解率较高，但容易复发，对于激素依赖型和常复发型者，初期应用大剂量激素滋阴降火，清热解毒，以六味地黄汤加减；激素减量阶段益气养阴，以生脉散加减；激素维持阶段温肾助阳，另外注意湿浊、瘀血、湿热为患，治疗宜扶正祛邪并举。

案 5

李某，男，49 岁，2015 年 5 月 13 日初诊。病历号：3101217040。

主诉：口干多饮、多尿 10 余年，双下肢水肿两个月。

病史：患者 10 余年前出现口干、多饮、多尿，在当地医院查血糖升高（具体不详），诊断为 2 型糖尿病，平时不规律口服二甲双胍等药物，血糖未监测。两个月前，逐渐出现双下肢对称性水肿，逐渐加重。

症见乏力，口干，面浮足肿，劳累后、午后加重，腹胀纳少，面色萎黄，尿色清，夜尿两次，大便溏。舌暗红，苔白滑，脉细弱。血压 140/95mmHg。尿常规：蛋白（+++），潜血（-）。空腹血糖 11.8mmol/L。肾功：血肌酐 89μmol/L，24 小时尿蛋白定量 3600mg。血白蛋白 29g/L。

西医诊断：肾病综合征（糖尿病肾病）。

中医诊断：水肿。

辨证：脾虚湿困夹瘀。

治则：温阳利水，活血消肿。

西药：缬沙坦 80mg，1 天 1 次；胰岛素控制血糖。

中药处方：实脾饮合桃红四物汤加减。黄芪 30g，白术 12g，菟丝子 15g，桂枝 12g，茯苓 15g，厚朴 10g，益智仁 25g，芡实 30g，沙苑子 15g，猪苓 15g，牵牛子 8g，桃仁 10g，大腹皮 25g，木香 12g，泽泻 15g，红花 10g。14 剂，水煎服，日 1 剂，分 3 次口服。

2015 年 5 月 27 日二诊：乏力、口干、面浮足肿等减轻，体重下降约 1kg，仍腹胀纳少，畏寒，尿色清，大便溏。舌暗红，苔白滑，脉细弱。血压 140/85mmHg，空腹血糖 9.7mmol/L，24 小时尿蛋白定量 2900mg。

西药：缬沙坦 80mg，1 天 1 次；胰岛素控制血糖。

中药加强健脾补肾。处方：黄芪 30g，白术 12g，菟丝子 15g，桂枝 15g，党参 15g，当归 15g，益智仁 25g，芡实 30g，沙苑子 15g，猪苓 15g，枸杞子 15g，桃仁 10g，大腹皮 20g，木香 12g，泽泻 15g，红花 10g。14 剂，水煎服，日 1 剂，分 3 次口服。

2015 年 6 月 10 日三诊：乏力改善，面浮足肿减轻，体重下降约 2.5kg，间断腹胀、纳少，畏寒，夜尿 2～3 次，大便溏。舌暗红，苔白腻，脉细。血压 130/85mmHg，空腹血糖 8.2mmol/L。

西药：缬沙坦 80mg，1 天 1 次；胰岛素控制血糖。

中药加强温阳健脾。处方：黄芪30g，白术12g，淫羊藿15g，肉苁蓉20g，党参15g，当归15g，益智仁30g，芡实30g，沙苑子15g，猪苓15g，枸杞子15g，桃仁12g，槟榔15g，木香12g，红花12g。14剂，水煎服，日1剂，分3次口服。

2015年6月24日四诊：乏力、纳差、浮肿等症明显好转，畏寒改善，夜尿1～2次，大便成形。舌淡红，苔白，脉沉细。血压142/80mmHg。尿常规：蛋白（+++），24小时尿蛋白定量2100mg。

西药：缬沙坦80mg，1天1次；胰岛素控制血糖。

中药继续温阳健脾，收敛活血。上方继续口服两月余，至2015年8月20日左右畏寒、乏力、纳差、浮肿等缓解。复查24小时尿蛋白定量2000mg左右，暂停中药。

【按】本例患者属水肿范畴，西医符合肾病综合征特点，诊断为糖尿病肾病。本病进入大量蛋白尿期，西医无特殊治疗，以控制血糖及ACEI/ARB类药物应用为主，效果不佳。该患者辨证为脾虚湿困夹瘀，在西医控制血压、血糖的同时，结合中药温阳利水，活血消肿。本病早期多以实证为主，随着病情进展可出现本虚标实。气虚为本，脾虚则运化失司，湿浊内生；肾气虚则气化功能失常，内生水湿；久病必瘀，因此温阳健脾同时，酌加木香、槟榔行气导滞，桃仁、当归等收敛活血，如此则效如桴鼓。

慢性肾衰竭

慢性肾衰竭可归于中医学"关格""水肿""虚劳""呕

吐""癃闭""腰痛""肾劳""肾风""溺毒"等范畴，临床上以血中毒素潴留、水电解质及酸碱平衡紊乱为主要特征，可出现胸闷、憋气、恶心、呕吐、乏力、纳差等一系列症状。本病多由于外感风寒湿热等邪气，加之情志饮食所伤，病变迁延日久，肾气衰惫，分清泌浊功能失职，致湿浊内停壅滞，瘀血阻滞而发病。本病涉及五脏六腑等多个脏器，病机复杂多变，以正虚为本，邪实为标。

慢性肾衰竭多因外感风寒湿热等邪气，加之情志、饮食所伤，迁延日久，肾气衰惫，分清泌浊功能失职，致湿浊内停壅滞，瘀血阻滞而发病。本病涉及五脏六腑等多个脏器，病机复杂多变，以正虚为本，邪实为标。西医学认为，慢性肾衰竭的发生机理非常复杂，对其研究已经深入到分子生物学、基因、蛋白质水平，病程进展中既有肾小球硬化因素，又有肾间质纤维化原因，涉及一系列细胞因子的异常。其中细胞外基质的积聚是肾小球疾病发展至肾小球硬化的主要病理基础。目前已经证实，多种细胞因子可以通过系膜细胞的作用参与调节肾小球细胞外基质的分泌，致肾小球结构和功能的异常，从而加速肾小球硬化的进程。慢性肾衰竭是多种原因造成的慢性进行性肾实质损害，使肾脏不能维持其基本功能，导致体内代谢产物潴留、水电解质及酸碱平衡失调、内分泌紊乱的一种综合病证，是慢性肾脏疾病的终末阶段。进入21世纪，慢性肾衰竭已成为世界范围内继心脑血管疾病、肿瘤和糖尿病后严重威胁人类健康的一大公害。据黎磊石等的文献报道，CRF患者过早死亡的风险是非慢性肾脏病患者的100倍。国外有学者推测，到2010年终末期肾脏病（end stage renal disease，ESRD）的发病率将以6%～7%的速率增加。南京地区一项20万人的流行病学调查显示，ESRD的发病率约为568/100万，好发年龄为50～60

岁。2007年王莉等在北京地区进行的一项流行病学调查显示，18岁以上的人群中，慢性肾脏病患病率为13.9%，GFR异常率为8.7%。中国目前尚无全国范围的终末期肾病发病率的流行病学资料。自20世纪80年代以来，虽然不同国家、地区及人群的ESRD发病率不尽相同，但根据既往资料分析，需肾脏替代治疗的ESRD患者显著增加。英国终末期肾病的新发病率为80～110人/100万。美国终末期肾病发病率更高，1999年的资料显示，新发病率约为315/100万。我国尿毒症发病总人数已经超过100万，而每年能够接受肾移植的患者只有5000人左右，且肾源不足，配型成功率低。加之透析费用昂贵，患者生活质量不高，因此，防治CRF是世界医学界急待解决的难题。据美国、日本及许多西方发达国家统计资料表明，糖尿病肾病（diabetic nephropathy，DN）已上升为ESRD的首位原因，我国糖尿病肾病的发病率亦有明显的提高。其结果是慢性肾功能不全。西医目前尚没有有效治疗和延缓其进展的药物，只能对症和维持性治疗。

慢性肾衰竭的共同病理特征为肾小球硬化和肾间质纤维化，表现为肾小球系膜细胞的大量异常增殖和细胞外基质（Extracellμar matrix，ECM）的过度积聚，其中肾小球系膜细胞起着重要作用。

目前西医学的治疗方法主要有营养支持治疗、血液透析、腹膜透析、肾移植及其他对症治疗等。近年来，血液透析、腹膜透析和肾移植的发展使慢性肾衰竭的治疗有了很大进展。但是尽管如此，绝大部分患者仍需内科治疗，尤其是慢性肾衰竭早、中期是该病治疗的关键时期。鞠建伟教授在慢性肾衰竭的早、中、晚期采用中医辨证论治方法治疗，可使患者病情相对稳定，延缓慢性肾衰竭进程。

一、病因病机

慢性肾衰竭从中医脏腑辨证看，病位主要在肺、脾、肾三脏，尤以脾、肾两脏最为重要，亦与心、肺两脏密切相关，以肺、脾、肾三脏功能失调、水液代谢障碍、湿浊氮质潴留为病机关键。临床呈现病邪起伏，虚实夹杂，寒热交错证候。治疗单凭一方一法难以应变，当以健脾补肾为主，兼以化湿祛浊、泄热解毒、活血等诸法，标本兼顾，方能恰中病机。然而由于患者个体差异，治疗过程中疾病之演变及肾功能损害程度等不同，必须既要辨证又要识病。

二、辨治要点

鞠建伟教授根据多年的临床经验总结出慢性肾衰竭中医辨证治疗方法。

1.芳香化湿、祛湿利浊法

中医学认为，脾主运化，包括运化水谷精微和运化水湿两部分功能。饮食入胃后，经过胃的初步"腐熟"，下送小肠"泌别清浊"。其中的精微部分，通过脾之散精，以布散全身。脾所运化的水谷精微是人体营养物质的源泉，所以脾称之为后天之本。此外，脾又有运化水液之功能。《素问·经脉别论》谓："饮入于胃，游溢精气，上输于脾。脾气散精，上归于肺，通调水道，下输膀胱，水精四布，五精并行。"津液的生成与输布是一个复杂的生理过程，主要由脾的运化输布、肺的通调水道、肾的气化蒸腾和三焦的疏泄决渎而完成。其中脾的运化功能为人体气机升降的枢纽。若脾气衰败，则运化功能失调，水液不能正常输布，湿浊内生，弥漫于三焦，致脾胃升降异常。慢性肾衰竭所表现的恶心呕吐、胃脘胀满、口气秽臭、头昏沉、烦闷、舌苔白腻、脉缓等一系列消化道症状乃"脾为湿困"证候，故治疗必须以化湿醒脾、解除脾困为主。方用平胃散合温胆汤加减。

药物组成：苍术15g，川厚朴15g，陈皮15g，半夏15g，紫苏15g，砂仁15g，甘草15g，芦根15g，竹茹15g，生姜15g，茯苓15g。水煎服。

本方在平胃散和温胆汤的基础上注意燥湿温脾，辛开痰浊，醒脾除湿。方中紫苏、川厚朴芳化湿邪，消除痞满；芦根、竹茹降逆止呕，均为散湿除满、降逆止呕之剂。适用于慢性肾衰竭辨证属于湿邪中阻、脾阳不振，而呈现胃脘胀满、呕吐、恶心、头昏身重、倦怠乏力、舌苔白腻、脉缓等证候者。

2.清热祛湿、苦寒泄热法

湿邪蕴结日久则化热，或体内脾胃之热与湿热相互蕴结致脾胃运化受阻，形成湿热痰浊中阻之状。此时须化湿浊与苦寒泄热相结合，适用于呕恶、脘腹胀满不欲饮食、口气秽有氨味、大便秘结或不爽、兼肢体虚肿、舌苔厚腻稍黄少津、脉弦滑等证候者。方用藻黄经验方。

药物组成：大黄15g，海藻15g，黄芩10g，黄连10g，草果仁15g，藿香15g，苍术10g，紫苏10g，陈皮10g，半夏15g，生姜15g，甘草10g。水煎服。

方中用大黄、黄连、黄芩苦寒泄热，藿香、草果仁、苍术等芳香辛开，驱除湿邪，两类药熔于一炉，相互调济，既不至于苦寒伤胃，又无辛燥耗阴之弊，使湿浊毒热之邪得以蠲除。辨证应注意湿热之邪孰轻孰重，如便秘、口臭、舌苔厚腻应重用黄连、黄芩、大黄，芩、连合用可除心下痞满，有利于脾胃运化。如湿邪偏重，则重用化湿浊之草果仁、半夏、苍术、藿香等。

3.活血化瘀、清热解毒法

湿热毒邪侵入血分，以血络瘀阻为主，症见头痛少寐、五心烦热搅闹不宁、恶心呕吐、舌紫滑苔或舌有瘀斑、舌下静脉紫暗、面色青晦不泽、脉弦或弦数等，呈现高黏状态，表现为血瘀证，治宜活血化瘀，清热解毒。药用桃红四物汤。

药物组成：桃仁15g，红花15g，当归15g，川芎12g，熟地黄15g，枳壳15g，葛根20g，赤芍15g，生地黄20g，牡丹皮15g，丹参20g，甘草10g。水煎服。

慢性肾衰竭多由肾病日久，由气及血，肾络瘀阻致瘀，亦可因如唐容川所谓离经之血不散而成瘀。初起常为蛋白尿、血尿久治不愈，逐渐出现肾功能恶化，但无明显征象。有的发病之初可见皮肤瘀点或瘀斑，舌体青紫，面色黧黑，肌肤甲错，脉象涩、紧、沉迟等，此时采用活血化瘀法治疗效果更佳。

本方以桃仁、红花、赤芍、生地黄活血散瘀，凉血清热。慢性肾衰竭的高凝状态还必须用大黄、丹参、葛根，不仅可以扩张血管，还有解毒作用。瘀血既是肾衰竭的病理产物，又是一个致病因素，长期作用于机体，可使病机复杂化，迁延难愈。大量病理实验证明，毛细血管内皮细胞增生、血小板聚集、纤维蛋白渗出、新月体形成均与瘀血有关，使用活血药确能改善肾实质内的瘀滞，改善血液供应，抑制间质纤维化，延缓肾衰竭进展，甚至可以中止肾脏病变。但必须注意到，虽然有时缺乏典型的"血瘀"症状及舌脉等体征外候，但机体仍存在血液流变学异常、肾脏血流动力学改变及肾内微循环障碍等血瘀征。瘀的结果是肾小管上皮细胞和间质血管内皮细胞增殖，胶原分泌的增加引起肾小管萎缩，间质增生及纤维化发生，最终导致肾功能的进一步恶化。鞠建伟教授对本病的治疗无论是芳化湿浊还是清热解毒，抑或补肝肾、益脾胃、补气血等都要辅以活血化瘀，实践证明，效果良好。

4. 益气活血、脾肾双补法

慢性肾衰竭标实阶段，通过活血化瘀、祛湿泄浊等治疗，通常肌酐、尿素氮等会有所下降，病情可初步缓解。如想让肾脏功能得到进一步恢复，必须辨证求本。以脾虚证候为主者，当益气健脾补虚，临床常见面色无华、唇淡舌淡、乏力倦怠、不思饮食、脘腹胀满、泛恶作呕、便秘或腹泻、脉象沉弱、舌苔白腻等，且多兼贫血。中医学认为，此乃脾胃功能虚弱所致。脾在生理上除运化水湿外，还有运化水谷精微的功能。饮食入胃以后，通过脾的运化功能，将精微物质化生气血，使脏腑经络、四肢百骸、筋骨皮脉得以濡养，即"中焦受气取汁变化而赤"是为血。唐容川《血证论》亦谓"生血之源，则在于脾胃"。慢性肾衰竭的病机之一为脾胃虚弱，水谷精微不能正常运化，气血化生乏源，而呈现贫血、乏力等一系列脾胃虚弱诸症。因此，脾胃功能的强弱与本病预后关系极为密切，补脾胃，以益气血生化之源在本病治疗中占有十分重要的位置。临床上常用补中益气汤加减。

药物组成：黄芪30g，党参15g，炒白术15g，山药20g，山茱萸20g，枸杞子15g，女贞子15g，桑椹子15g，丹参30g，红花15g，桃仁15g，海藻15g，大黄18g，半夏15g，陈皮10g，白芍15g，当归15g。水煎服。

脾胃阳虚者可用六君子汤。临床观察显示，属脾胃阴阳俱伤者较多，因发病日久阳损及阴而致。此时用温补刚燥之药会重伤其阴，患者往往格拒不受，会出现诸如五心烦热、头痛、咽干、鼻衄等症。此时若用甘寒益阴之品则阴柔滋腻，有碍阳气之布化，影响脾之运化功能，会出现腹胀满、便溏、呕逆诸症加重，刚柔之药皆不可用。唯气味中和之六君子汤补益助胃、滋助化源、益气血最为适宜。但方中党参甘温，白术苦温，半夏性偏于燥，虽配以茯苓淡渗、陈皮及甘草甘平，仍嫌其燥，且重于补气，略于补血，故加入当归、白芍两药。当归为补血要药，且能润燥；白芍酸苦微寒，敛阴养血，柔肝理脾。两药一则可以调六君子汤之温燥；二则可以柔肝，助脾胃之运化；三则补血与补气并重，用于肾性贫血有一定疗效。

5. 滋补肝肾、温阳利水法

一部分慢性肾衰竭患者可表现为面色苍白、腰膝酸痛、小腹冷痛、腹泻不止、畏寒肢冷、夜尿频多、余沥不尽、呕吐、腹胀、颜面及四肢浮肿、舌淡胖而有齿痕、苔白滑、脉沉细迟弱。此多由脾阳虚损及肾阳虚而成。肾中命火为脾土之母。张景岳认为："命火犹如釜底之薪，肾阳不足不能温化，可导致泄泻、水肿等疾。命门火衰，不能生土，釜底无薪，不能腐熟。"清代医家沈金鳌亦提出脾肾宜双补。他在《杂病源流犀烛》中说："脾肾宜兼补……肾虚宜补，更当扶脾，既欲壮脾不忘养肾可耳。"脾与肾的关系甚为密切，是先天与后天相互滋生、相互促进的关系，脾肾必须保持协调。"肾如薪水，脾如鼎釜。"脾的运化功能，必得肾阳的温煦蒸化才能化生气血精微；肾精必须依赖脾的运化精微滋养，才能不致匮绝。如此各自维持着正常的生理功能，保证机体充满生机和活力。孙兆云谓："补肾不如补脾。"孙思邈谓："补脾不如补肾。"综合分析，两者合起来则较为全面。鞠建伟教授用滋补肝肾、温阳利水法治疗慢性肾衰竭证属脾肾两虚者，疗效颇佳。常用方剂为参芪地黄汤合五苓散加减。

药物组成：黄芪30g，党参20g，白术20g，当归20g，远志15g，何首乌20g，五味子15g，熟地黄20g，菟丝子20g，女贞子20g，山茱萸20g，淫羊藿15g，枸杞子20g，丹参15g，山药20g，茯苓20g，猪苓15g，桂枝15g。水煎服。

方中党参、黄芪、白术、山药健脾益气；何首乌、淫羊藿、菟丝子、桂枝温补肾阳而不燥；枸杞子、山茱萸、熟地黄、五味子滋助肾阴，与党参、白术合用，既不妨碍脾之运化功能，且与温补肾阳药相伍，使阴阳调济以助肾气，而恢复肾功能，助化源，益气补血。慢性肾衰竭病本在于脾肾两虚，方中有固本三药，又加入丹参、当归等活血之品，以改善肾之血流量，补与消合用。

6.清热利湿、分消利水法

本病病机在脾之运化失常，一般不宜用甘寒之品，以防其碍脾之运化。然脾阴亏耗，不能为胃行其津液，亦可使运化受阻。一部分患者可出现脾胃阴亏、湿热不行之征，临床表现为口干，舌光，不欲饮，恶心厌食，饥不欲食，胃脘灼热、隐痛、嘈杂，五心烦热，脉细数，口臭、有氨味。

药物组成：生地黄15g，熟地黄15g，茵陈蒿15g，黄芩10g，枳壳15g，枇杷叶15g，石斛15g，天冬15g，麦冬15g，沙参15g，天花粉15g，芦根20g，瞿麦20g，萹蓄20g，麦芽20g，佛手10g。水煎服。

方中二地、石斛、二冬滋养脾胃之阴；因阴亏由热耗，故用黄芩、茵陈蒿清热，所谓清热存阴；枇杷叶降逆气；枳壳行气和胃；天花粉润肺生津；麦芽、佛手开胃醒脾，与甘寒药合用，防其滋腻有碍脾之运化之弊。

脾胃不和，湿热中阻，清浊混淆，水气内停，临床表现为浮肿胀满、小便少、五心烦热、恶心呕吐、口干、口中氨味、舌质红、苔腻、舌体胖大、脉弦滑者，方用中满分消汤加减。

药物组成：白术15g，人参15g，炙甘草10g，猪苓15g，姜黄15g，茯苓15g，干姜10g，砂仁15g，泽泻15g，橘皮15g，知母15g，黄芩10g，黄连10g，半夏15g，枳实15g，川厚朴15g。水煎服。

黄连、黄芩苦寒清热除痞；干姜、砂仁温脾胃，助运化，除湿；白术、人参、甘草、茯苓益气健脾；厚朴、枳实、姜黄开郁理气散满；半夏、橘皮和胃降逆；猪苓、泽泻、茯苓利水；知母清肺，以利水之上源。本方依据《黄帝内经》中满者泻之于内，辛热散之，以苦泻之，淡渗利之，使上、下分消其湿，融泻心、平胃、四苓、姜朴于一方，分消疏利脾胃之枢机，用治慢性肾小球肾炎表现为水肿腹胀满、口干苦、恶心、小便不利、血肌酐及尿素氮明显上升之肾衰竭者有较好的疗效。

7. 补益脾肾、祛湿泄浊法

慢性肾衰竭往往以脾肾两虚、阴阳俱伤、湿毒稽留、虚实夹杂者居多，临床多见面色苍白，头眩，倦怠乏力，气短懒言，唇淡舌淡，腰膝酸软，腹胀呕恶，口中氨味，或舌淡紫苔黄，脉沉滑或沉缓等。治应补泻兼施，正邪兼顾，将补脾肾、泻湿浊、解毒活血、补与泻熔为一炉，扶正不留邪，祛邪不伤正。方用藻黄合剂与解毒汤加减。

药物组成：党参15g，白术15g，茯苓15g，菟丝子20g，熟地黄20g，桃仁15g，红花15g，丹参20g，赤芍15g，淫羊藿15g，黄连10g，大黄15g，海藻15g，半夏15g，甘草15g。水煎服。

本方以益气健脾补肾之品与大黄、黄连、海藻泄热化浊，桃仁、红花、丹参、赤芍活血之品共融一方，扶正祛邪，消补兼施。补得消则补而不滞，消得补则泄浊作用益彰，临床屡用此方取效明显。一则可以转危为安，二则可以明显延缓病势进展，氮质血症期症状大多可以缓解。

三、用药特色

1. 合理应用大黄

大黄可清解血分热毒，改善血中氮质潴留状况。《神农本草经》云："大黄味苦寒，主下瘀血血闭，可治癥瘕积聚，留饮宿食，荡涤肠胃，推陈致新，通利水谷，调中化食，安和五脏。"慢性肾衰竭湿热浊毒内蕴。症见胃脘胀满，恶心呕吐，口气秽浊，口中有氨味，大便干燥，舌红，舌苔垢腻，脉弦滑或沉滑。此时可用大黄苦寒清泄热结，蠲除浊毒。同时配以砂仁、草果仁、苍术、藿香芳香醒脾，化湿辟秽。两者相互调济，既不会苦寒伤胃，又无辛燥伤阴之弊，用后血肌酐、尿素氮可以有效下降。大黄通常醋制后入药，一般用量为 10 ～ 15g，具体用量应根据患者每日大便次数加以调整。患者服用大黄会出现不同程度的腹泻，但以每日 2 ～ 3 次为宜。泻下物应为基本成形的软便，不应为稀水，防止过分泻下后，损伤胃气。中医治疗慢性肾衰竭大多从泻下立论，以不同的药物、不同的途径促使血肌酐、尿素氮从大便乃至皮肤等途径排出。其中大黄的应用频率是最多的。现代研究证实，大黄的有效成分大黄鞣质具有改善氮质代谢的作用，大黄蒽醌和大黄蒽醌葡萄苷可通过抑制肾小球系膜 DNA 和蛋白质的合成，抑制系膜细胞生长等。

大黄具有攻下泻毒导滞作用，能使一部分氮质从肠道排出体外。大黄有活血化瘀作用，能改善肾衰竭患者的高凝、高黏状态。能通过利尿发挥作用。大黄含有多种人体必需的氨基酸，能抑制系膜细胞及肾小管上皮细胞增生；能减轻肾脏受损后的代偿性肥大，抑制残余肾的高代谢状态；能纠正肾衰竭时的脂质紊乱。

值得注意的是，大黄虽为治疗慢性肾衰竭之有效药物，但必须结合辨证，属湿热毒邪壅结、痰瘀互结者，方为适宜，与活血化瘀、芳化湿浊之品共用，收效较好。慢性肾衰竭以脾肾两虚为本，若舌质淡，舌苔白，大便溏泄 1 日 2 ～ 3 次或 3 ～ 5 次，辨证为脾胃虚寒或脾肾阳虚者，则应慎用或不用大黄，用之会加重脾胃虚寒或脾肾阳虚的程度，加速病情恶化。对于这两类患者以人参、黄芪、白术、葛根、山茱萸、何首乌之类健脾益肾，疗效较好。

2. 灌肠法

本病除口服药外亦可与外用灌肠方合用，以使毒素从肠道排出。

常用验方：生大黄 15g，牡蛎 30g，龙骨 30g，丹参 20g，海藻 30g。药物煎浓取汁，灌肠 100～200mL，每日 2 次，药后保留两小时以上为佳。

方中大黄泻下逐瘀，可防止肠道毒素吸收，促进毒物排出，抑制蛋白的分解及尿素、肌酐的合成，使尿素等含氮废物合成减少，提高血清必需氨基酸水平，还可抑制肾高代谢状态，纠正钙、磷代谢异常；牡蛎可提高肠道渗透压，使毒物和水分易于排出，所含碳酸钙 90% 以上，可提高血钙，降低血磷效用；丹参活血化瘀，可增加肾血流量，提高内生肌酐清除率，降低血尿素氮和肌酐，并有利尿作用。全方温肾阳，泻湿毒，活血化瘀，对于慢性肾衰竭浊毒内扰可达到排毒目的。

3. 活血化瘀法

慢性肾衰竭多伴有高凝血症，其是慢性肾衰竭加速发展的危险因素之一。因此，活血化瘀常作为治疗本病的重要治则，其中以王清任的血府逐瘀汤加味疗效较佳，配合应用解毒药与补脾补肾益气之药，对于改善肾功能、延缓病情发展疗效良好。

活血化瘀为本病的重要治则之一，可以贯穿治疗始终。经解毒活血治疗，许多患者血肌酐、尿素氮下降明显。常用的活血化瘀药有丹参、桃仁、当归、红花、川芎、怀牛膝等，与大黄、海藻、苍术、川朴、半夏合用，可使大便通畅，肾功能改善。

鞠建伟教授以大黄、海藻为主要药物制成藻黄合剂。方中海藻味咸，性寒，归肝、胃、肾经，具有祛湿降浊、利水消肿、化痰散结功能。大黄味苦，性寒，归脾、胃、大肠、肝、心经，具有清热解毒、活血化瘀、泻下攻积等功能。该合剂广泛用于慢性肾衰竭效果明显。

四、验案举例

案 1

姚某，女，55 岁，2012年3月15日初诊。病历号：0001817056。

主诉：乏力3年，加重1周。

病史：3年前发现慢性肾衰竭，乏力明显，服用多种中西药物，病情时轻时重。

现症：乏力不适，纳差，大便1次/日，皮肤瘙痒，舌红，苔黄厚而腻，脉滑数。血压160/100mmHg。肾功能：血肌酐605.3μmol/L，尿素氮18.6mmol/L；血常规：血红蛋白87g/L，红细胞$2.76×10^{12}$/L。

西医诊断：慢性肾衰竭。

中医诊断：虚劳。

辨证：湿浊化热，胃热阴亏。

治则：清泄胃热，祛湿利浊。

方药：藻黄合剂加减。

处方：海藻15g，大黄18g，枳实15g，槟榔12g，生地黄15g，黄芩10g，枳实12g，石斛20g，麦冬15g，藿香15g，紫苏15g，桃仁20g，山茱萸20g，菟丝子20g，枸杞子20g，白术20g，山药20g。14剂，水煎服，日1剂，分3次口服。

2012年3月29日二诊：乏力减轻，纳差好转，大便1日2次，头晕，睡眠欠佳，舌红，苔黄腻，脉弦滑小数。肾功能：血肌酐565μmol/L，尿素氮15.3mmol/L；血红蛋白96g/L。辨证同前，上药继服14剂。药后症减。

【按】藻黄合剂是鞠建伟教授的临床验方，药以海藻、大黄、槟榔、枳实、黄芩等为主，临床辨证加用一些滋补肝肾、活血化瘀、利水渗湿等药物，疗效显著。特别适合合并尿毒症毒素快速升高、舌质红、苔黄厚而腻、脉滑数者。

案 2

刘某，女，51 岁，2012 年 5 月 30 日初诊。病历号：0001819012。

主诉：乏力 6 年，加重 1 周。

病史：患慢性肾盂肾炎多年。6 年前出现乏力，逐渐加重，5 月初于烟台某医院诊治（具体化验不祥），诊断为慢性肾衰竭，给以对症治疗，症状无明显好转而来我院肾内科门诊。

症见乏力，心悸，气短，易惊，胃脘灼热，食纳差。舌紫，苔白厚，脉沉细。尿常规：蛋白（+++）。血常规：白细胞 11.2×10^9/L，红细胞 2.15×10^{12}/L，血红蛋白 71g/L。肾功能：肌酐 684μmol/L，尿素氮 21.1mmol/L，二氧化碳结合力 18.5mmol/L，尿酸 318μmol/L。

西医诊断：慢性肾盂肾炎；慢性肾衰竭。

中医诊断：虚劳。

辨证：脾肾两虚，浊毒内蕴。

治则：补益脾肾，养血活血，解毒泄浊。

处方：参芪地黄汤加减。黄芪 40g，党参 20g，熟地黄 20g，山茱萸 20g，山药 20g，茯苓 20g，牡丹皮 15g，泽泻 15g，枸杞子 20g，菟丝子 20g，巴戟天 15g，淫羊藿 15g，川芎 15g，肉苁蓉 15g，玉竹 15g，砂仁 15g，麦芽 30g，神曲 15g，石斛 20g，山楂 15g，大黄 10g（后下），黄连 10g，陈皮 15g，甘草 15g。14 剂，水煎服，日 1 剂。

2012 年 6 月 30 日二诊：服上药 30 剂后，乏力、心悸、气短缓解，睑肿，尿少、有灼热感，纳食佳，无汗，腿麻木，大便 1 日 2～3 次，舌淡红，苔白，脉有力。

处方：黄芪 40g，党参 20g，熟地黄 20g，山茱萸 20g，山药 20g，茯苓 20g，牡丹皮 15g，泽泻 20g，巴戟天 15g，淫羊藿 15g，菟丝子 20g，何首乌 20g，枸杞子 20g，当归 20g，白芍 20g，桂枝 15g，肉苁蓉 15g，川芎 15g，玉竹 20g，丹参 20g，车前子 30g，金银花 30g，大黄 10g（后下），麦芽 30g，神曲 15g，陈皮 15g，甘草 15g，白花蛇舌草 30g。14 剂，水煎服，日 1 剂。

2012 年 7 月 15 日三诊：服上药后乏力较前减轻，尿渐多，纳食佳，大便 1 日 2～3 次，腿麻木好转，稍有下肢浮肿，舌淡，苔白，脉沉缓。

处方：熟地黄 20g，山茱萸 20g，山药 20g，茯苓 15g，牡丹皮 15g，泽泻 15g，黄芪 30g，巴戟天 15g，肉苁蓉 15g，狗脊 15g，续断 15g，杜仲 15g，牛膝 15g，赤芍 20g，丹参 20g，当归 20g，川芎 15g，桃仁 15g，黄连 15g，黄芩 15g，大黄 15g（后下），败酱草 20g，蒲公英 20g，金银花 30g。14 剂，水煎服，日 1 剂。

2012 年 8 月 12 日四诊：近日饥饿感较甚，难以自制，不进食则全身乏力、颤抖，纳食尚可，喜冷饮，偶尔腰痛，舌质淡，苔白，脉沉。

处方：白术 20g，茯苓 20g，红参 15g，甘草 15g，砂仁 15g，木香 10g，白芍 20g，当归 20g，黄芪 30g，山茱萸 20g，熟地黄 20g，山药 20g，巴戟天 15g，肉苁蓉 15g，石斛 15g，淫羊藿 15g，狗脊 20g，续断 15g，杜仲 15g，牛膝 15g，赤芍 15g，丹参 15g，川芎 15g，桃仁 15g，大黄 15g（后下），金银花 30g，连翘 20g，黄芩 15g。14 剂，水煎服，日 1 剂。

2012 年 9 月 14 日五诊：服前方 30 剂后，饥饿感减轻，但食不多，面色㿠白，嗳气，全身乏力，偶尔腰痛，舌淡，苔白，脉沉。

处方：柴胡 20g，白芍 20g，枳壳 15g，香附 15g，黄连 10g，黄芩 10g，大黄 10g，麦芽 30g，神曲 15g，山楂 15g，鸡内

金 15g，熟地黄 20g，山茱萸 20g，山药 20g，茯苓 L5g，牡丹皮 15g，黄芪 30g，党参 20g，当归 20g，桂枝 15g，枸杞子 20g，玉竹 15g，肉苁蓉 15g，淫羊藿 15g，巴戟天 15g，石斛 20g，菟丝子 15g，女贞子 20g。14 剂，水煎服，日 1 剂。

2012 年 11 月 4 日六诊：服上药后嗳气减少，纳呆，全身乏力，偶尔腰痛，舌质淡，苔白，脉沉。尿常规：蛋白（++）。血常规：红细胞 1.75×10^{12}/L，血红蛋白 52g/L。肾功能：血肌酐 614μmol/L，尿素氮 22.4mmol/L，二氧化碳结合力 17mmol/L，尿酸 444μmol/L。

处方：黄连 10g，黄芩 10g，大黄 12g，麦芽 30g，神曲 20g，山楂 15g，鸡内金 15g，熟地黄 20g，山茱萸 20g，何首乌 20g，茯苓 20g，牡丹皮 15g，泽泻 15g，当归 20g，白芍 20g，桂枝 I5g，枸杞子 20g，玉竹 15g，肉苁蓉 15g，淫羊藿 15g，巴戟天 15g，女贞子 20g，柴胡 15g，枳壳 15g，香附 15g，陈皮 15g，黄芪 30g。14 剂，水煎服，日 1 剂。

2012 年 12 月 9 日七诊：服上药 28 剂后纳食尚可，有时呃逆，大便 1 日 2～3 次，眠差，全身渐有力，偶尔腰痛，舌质淡，苔白滑润，脉沉。

处方：熟地黄 25g，山茱萸 20g，山药 20g，茯苓 20g，牡丹皮 15g，泽泻 15g，黄芪 30g，枸杞子 20g，何首乌 20g，酸枣仁 20g，远志 15g，茯神 15g，石菖蒲 15g，柴胡 15g，当归 20g，白芍 15g，黄连 10g，黄芩 15g，大黄 10g（后下），枳壳 15g，厚朴 15g，鸡内金 15g，麦芽 30g，神曲 15g，山楂 15g，肉苁蓉 15g，淫羊藿 15g，巴戟天 15g。14 剂，水煎服，日 1 剂。

2013 年 1 月 13 日八诊：药后仍少寐，食欲尚可，大便正常，全身有力，偶尔腰痛，舌淡，苔白滑润，脉沉。血压 l65/90mmHg。

处方：熟地黄 25g，山茱萸 20g，山药 20g，茯苓 20g，牡丹皮 15g，泽泻 15g，黄芪 30g，党参 20g，何首乌 20g，枸杞子 20g，酸枣仁 20g，远志 15g，茯神 20g，石菖蒲 15g，龙骨 20g（先煎），牡蛎 20g（先煎），黄连 10g，黄芩 10g，大黄 15g（后下），枳壳 15g，厚朴 15g，鸡内金 l5g，麦芽 30g，神曲 15g，山楂 15g，肉苁蓉 15g，淫羊藿 15g。14 剂，水煎服，日 1 剂。

【按】鞠建伟教授认为，本例病程日久，脾肾两虚。脾虚运化失司，水湿内停；肾虚气化不利，浊不得泄，升清降浊功能紊乱，湿浊内蕴，日久必化为浊毒。湿浊毒邪内蕴日久致血络瘀阻为患。参芪地黄汤脾肾双补，酌加枸杞子、玉竹、石斛、女贞子滋补肾阴之品；菟丝子，巴戟天、淫羊藿、肉苁蓉温补肾阳而不燥，使阴阳调和，以助肾气，促使肾功能恢复；黄芪、白芍、桂枝、甘草、生姜、大枣为黄芪建中汤，补气健脾养血；砂仁、陈皮、麦芽、神曲、山楂化浊健脾，以助后天之本，使气血充足；何首乌、当归、白芍养血；大黄、黄连解毒泄浊。二诊乏力、心悸、气短缓解，仍睑肿、尿少、有灼热感。睑肿、尿少、有灼热感为湿毒内蕴化热，湿热下注膀胱，气化失司所致，故加瞿麦、萹蓄、车前子、金银花、白花蛇舌草清热利湿解毒。三诊见尿多，说明湿邪渐除，治以益气健脾补肾，活血解毒泄浊，用赤芍、丹参、当归、川芎、桃仁活血化瘀；黄连、黄芩、大黄、败酱草、蒲公英、金银花、连翘清热解毒泄浊。四诊以虚为主，临床呈现乏力、腰痛脾肾两虚之象；虚风内动则颤抖，故加归芍六君子汤益气健脾养血，助气血生化之源；当归、黄芪补气血。补与泄熔于一炉，使补得消则补而不滞，消得补则泄浊益彰。五诊、六诊因患病日久，肝气郁结，肝气犯胃而见嗳气，故治以疏肝健脾补肾。方拟四逆散、黄芪建中汤、参芪地黄汤合用。七诊、八诊因脾肾两虚日久致气血不足，心神失养，故眠差。治以健脾补肾疏肝，解毒泄浊，佐以养心安神。方以参芪地黄汤加味。方中酸枣仁、远志、茯神、石菖蒲养心安神。

本病例病机错综复杂，虚实寒热夹杂，宜多元化治疗。一是补脾肾，以扶正固本；二是泄浊解毒，给邪以出路；三是活血化瘀，保护肾脏。

案3

郭某，男，58岁，2015年5月10日初诊。病历号：3501817005。

主诉：腰痛、乏力两月余。

病史：两个月前出现腰痛，乏力。尿常规：尿蛋白（++）。肾功能：血肌酐380μmol/L，血红蛋白80g/L。诊断为慢性肾衰竭。对症治疗两个月，疗效不著。5月1日因腹泻少尿，病情加重。复查肾功能：血肌酐增至568μmol/L，腰痛、乏力加重，并出现厌食、尿少等诸多症状。

症见腰痛，乏力，尿少，咳嗽，痰中带血，舌淡红，苔薄白，脉弦。肾功能：血肌酐608.5μmol/L，尿氮素23.5mmol/L。血常规：血红蛋白85g/L。尿常规：尿蛋白（+），潜血（++）。

西医诊断：慢性肾衰竭。

中医诊断：虚劳。

辨证：血络瘀阻，浊毒内蕴。

治则：活血化瘀，化浊泄热。

处方：桃红四物汤加减。桃仁15g，红花15g，赤芍15g，生地黄20g，连翘20g，黄芪15g，黄连10g，大黄15g，海藻15g，半夏20g，陈皮15g，金银花30g，甘草15g。7剂，水煎服，日1剂，分2次服。

2015年5月17日二诊：服药4剂，咳嗽、咳痰带血症状消失，尿量增多。继续服用3剂，诸症继续好转，唯食欲不佳，舌淡紫，苔白腻，脉滑。此乃浊毒上逆犯胃所致，仍活血化瘀，加半夏泻心汤升清降浊。

处方：桃仁 20g，赤芍 15g，丹参 20g，红花 15g，半夏 20g，川黄连 15g，黄芩 15g，生姜 15g，党参 15g，陈皮 15g，茯苓 15g，甘草 15g，大黄 15g。7 剂，水煎服，日 1 剂，分 2 次服。

2015 年 5 月 24 日三诊：两诊服药 14 剂后病情明显好转，血肌酐下降。仍腰酸、乏力、倦怠，大便 1 日 3 次，舌淡红，苔薄白，脉弦。血肌酐 469.8μmol/L，尿素氮 17.5mmol/L。血常规：血红蛋白 85g/L。

此乃标邪得减、本虚表现为主，继续治以补脾益肾为主，兼以化浊活血巩固疗效，病情稳定。

案 4

赵某，女，56 岁，2015年3月30日初诊。病历号：3501811096。

主诉：乏力 6 年，加重 1 周。

症见乏力，心悸，气短，易惊，胃脘灼热，食纳差。舌紫，苔白厚，脉沉细。尿常规：蛋白（++）。血常规：白细胞 12.8×10^9/L，红细胞 2.95×10^{12}/L，血红蛋白 79g/L。肾功能：肌酐 596μmol/L，尿素氮 16.3mmol/L，二氧化碳结合力 19mmol/L。

西医诊断：慢性肾衰竭。

中医诊断：虚劳。

辨证：脾肾两虚，浊毒内蕴。

治则：补脾益肾，养血活血，解毒泄浊。

方药：六味地黄汤加减。熟地黄 20g，山茱萸 20g，茯苓 20g，牡丹皮 15g，泽泻 15g，黄芪 30g，党参 20g，枸杞子 20g，菟丝子 20g，巴戟天 15g，淫羊藿 15g，何首乌 20g，当归 20g，白芍 20g，桂枝 15g，川芎 15g，肉苁蓉 15g，玉竹 15g，砂仁 15g，麦芽 30g，神曲 15g，石斛 20g，山楂 15g，大黄 15g。水煎服，日 1 剂。

2015 年 4 月 3 日二诊：服上药 30 剂后乏力、心悸、气短缓解，脸肿、尿少、有灼热感，纳食佳，无汗，腿麻木，大便 1 日 2 次，舌淡红，苔白，脉有力。

处方：黄芪 30g，党参 20g，熟地黄 20g，山茱萸 20g，山药 20g，茯苓 20g，牡丹皮 15g，泽泻 20g，巴戟天 15g，淫羊藿 15g，川芎 15g，玉竹 20g，丹参 20g，瞿麦 20g，萹蓄 20g，车前子 30g，金银花 30g，生姜 15g，大黄 10g，麦芽 30g，神曲 15g，石斛 20g，黄连 10g，陈皮 15g。水煎服，日 1 剂。

2015 年 7 月 15 日三诊：服上药后乏力较前减轻，尿渐多，纳食佳，大便 1 日 2～3 次，腿麻木好转，稍有下肢浮肿，舌质淡，苔白，脉沉缓。

病情稳定。

案 5

王某，女，38 岁，2012 年 5 月 15 日初诊。病历号：0001810152。

主诉：发现蛋白尿 5 年，乏力不适半年。

病史：5 年前因腰痛查尿常规：尿蛋白（+++），某医院诊断为慢性肾炎。间断服用中药治疗，持续尿蛋白（+++）。半年前因乏力，发现血肌酐升高 300μmol/L，诊断为慢性肾衰竭，服中药及对症治疗乏力减轻，但血肌酐逐渐升高，为求系统治疗而求诊。

症见面色㿠白无华，乏力倦怠，食少纳呆，腹胀便溏，时而呕恶，腰酸，双下肢无力，舌淡、有齿痕，脉沉细。肾功能：尿素氮 21mmol/L，血肌酐 424μmol/L，血红蛋白 65g/L。

西医诊断：慢性肾衰竭。

中医诊断：虚劳。

辨证：脾肾虚衰，阴阳气血俱虚。

治则：益气健脾，利湿化浊。

处方：党参15g，白术15g，茯苓15g，甘草10g，陈皮15g，砂仁10g，当归15g，白芍15g，半夏15g，何首乌15g，苍术10g，紫苏15g。10剂，水煎服，日1剂。

二诊：药后呕恶、便溏消失，腹胀减轻，舌淡、有齿痕，脉沉细。继续服上药14剂。

三诊：药后周身较前有力，食欲增强，面色较前转润，患者信心较前增强。前方加熟地黄20g，枸杞子20g。28剂，水煎服，日1剂。

四诊：连服1个月后，患者周身有力，食欲转好，面色及口唇较前红润。血红蛋白90g/L，肾功能：尿素氮15mmol/L，血肌酐284μmol/L。

后此方服用半年，病情大致稳定。

案6

邵某，女，35岁，2015年11月7日初诊。病历号：3201810004。

主诉：腰痛、乏力1年，恶心、呕吐7天。

病史：1年前自觉腰酸、乏力，未系统检查治疗。7天前出现恶心、呕吐，伴黑便，当地医院诊为胃及十二指肠溃疡，给予对症治疗，仍恶心、呕吐，故来就诊。

症见腰痛、乏力、恶心、呕吐，便干，面色萎黄，形体消瘦，眼睑无浮肿，舌淡，苔白，脉沉细。尿常规：蛋白（++），潜血（++）。血常规：血红蛋白98g/L。肾功能：尿素氮34.15mmol/L，血肌酐1018.9μmol/L。

西医诊断：慢性肾衰竭。

中医诊断：虚劳。

辨证：湿浊化热，胃热阴亏。

治则：清泄胃热，化湿利浊。

处方：二陈汤加减。陈皮 12g，半夏 15g，生地黄 20g，黄芩 15g，枳壳 20g，枇杷叶 20g，石斛 20g，麦冬 20g，大黄 12g，砂仁 15g，竹茹 20g，黄连 15g，干姜 10g，芦根 30g，当归 20g。14 剂，水煎服，日 1 剂，分 2 次服。

二诊：服上方 14 剂后，腰痛、乏力减轻，恶心、呕吐次数减少，睡眠欠佳。肾功能：血肌酐 919μmol/L。

上方加夜交藤 30g，酸枣仁 20g 安神。14 剂，服法同前。

药后诸症减轻，血肌酐 799μmol/L。继续前方加减，并加活血化瘀药治疗，病情好转。

案 7

白某，女，56 岁，2015 年 6 月 20 日初诊。病历号：32018096304。

主诉：浮肿时轻时重 5 年，乏力时轻时重两年。

病史：5 年前出现浮肿，时轻时重；两年出现乏力。两周前胸闷气短，不能平卧，当地医院诊为慢性肾小球肾炎、慢性肾功能不全，心衰竭Ⅲ度，给予中药汤剂，纠正贫血，改善心肌供血，利尿消肿。1 周前来我院。门诊以虚劳、慢性肾小球肾炎、慢性肾功能不全收入院。萎缩性胃炎病史 9 年，乙型病毒性肝炎病史 9 年，陈旧性前间壁心肌梗死。

症见乏力，胸闷，气短，咳嗽，咳白痰，恶心，呕吐，纳差，舌红，苔白腻，脉沉。肾功能：血肌酐 377μmol/L。

西医诊断：慢性肾衰竭。

中医诊断：虚劳。

辨证：湿浊化热，胃热阴亏。

治则：清泄胃热，化湿利浊。

处方：二陈汤加减。陈皮 15g，半夏 15g，竹茹 15g，白豆蔻 15g，紫苏 15g，白术 20g，藿香 15g，菊花 20g，苦参 15g，地肤子 20g，白鲜皮 20g，川芎 20g，桃仁 20g。20 剂，水煎服，日 1 剂，分 2 次服。

2015 年 7 月 10 日二诊：食欲佳，未出现呕吐，身痒，仍口干口苦，头晕，大便 2 次 / 日。舌体胖大，质红起芒刺，苔白薄而干。肾功能：血肌酐 624.4μmol/L，尿素氮 25.3mmol/L。血常规：血红蛋白 98g/L。

处方：二陈汤加减。半夏 15g，陈皮 15g，竹茹 15g，生地黄 20g，茵陈蒿 15g，黄芩 15g，枳壳 15g，石斛 20g，麦冬 15g，黄连 15g，藿香 15g，紫苏 15g，大黄 15g，龙胆草 15g，萹蓄 20g，黄芪 30g，太子参 20g，桃仁 20g，丹参 20g，红花 15g，葛根 15g，赤芍 15g。20 剂，水煎服，日 1 剂，分 2 次服。

2015 年 8 月 1 日三诊：食纳佳，仍头晕头胀，乏力，夜尿频。舌苔白。上方减藿香、竹茹、菊花、瞿麦、萹蓄、车前子，因夜尿频，加熟地黄、山茱萸等补肾之品。

处方：甘露饮加减。生地黄 20g，茵陈蒿 15g，黄芩 15g，枳壳 15g，石斛 20g，麦冬 15g，黄连 15g，紫苏 15g，半夏 15g，陈皮 15g，大黄 12g，龙胆草 15g，桃仁 20g，赤芍 15g，红花 15g，葛根 15g，丹参 20g，黄芪 30g，太子参 20g，熟地黄 20g，山茱萸 20g。20 剂，水煎服，日 1 剂，分 2 次服。

2015 年 8 月 21 日四诊：仍头晕，大便日 1 次，口干，口中有异味。治疗同前，上方减陈皮、龙胆草，加川芎、决明子、甘草。

处方：生地黄 20g，茵陈蒿 15g，黄芩 15g，枳壳 15g，石斛 20g，麦门冬 15g，黄连 15g，紫苏 15g，半夏 15g，陈皮 15g，大黄 12g，决明子 15g，黄芪 30g，党参 20g，桃仁 20g，赤芍 15g，丹参 20g，川芎 15g，红花 15g，葛根 15g，熟地黄 20g，山茱萸 20g，甘草 15g。20 剂，水煎服，日 1 剂，分 2 次服。

此后主要以补肾益气、化湿浊治疗。2015 年 9 月复查血肌酐 542μmol/L，病情稳定。

案 8

焦某，女，48 岁，2013 年 2 月 5 日初诊。病历号：0007610544。

主诉：乏力 3 年余，恶心 1 月余。

病史：既往有尿路感染病史十余年，3 年前出现乏力症状，在烟台市中医院查血肌酐 389μmol/L，血红蛋白 100g/L，诊为慢性肾衰竭，给以对症治疗后症状缓解，未继续诊治。1 个月前出现恶心症状，在烟台山医院查血肌酐 785μmol/L，而来就诊。

症见面㿠头昏，心烦恶心，倦怠乏力，腰酸膝软，大便秘结，口中氨味，舌淡，苔厚腻，脉沉滑。肾功能：血肌酐 785μmol/L，尿素氮 32mmol/L，血红蛋白 80g/L。尿常规：尿蛋白（++），潜血（+）。

西医诊断：慢性肾衰竭。

中医诊断：虚劳。

辨证：脾肾两虚，湿浊瘀血内停。

处方：红参 15g，白术 15g，茯苓 15g，菟丝子 20g，熟地黄 20g，黄连 10g，大黄 7g，草果仁 10g，半夏 15g，桃仁 15g，红花 15g，丹参 20g，赤芍 15g。10 剂，水煎服，日 1 剂。

二诊：服上药后渐有力，大便每日一行、仍干燥，心烦恶心，口中异味，舌淡，苔厚腻，脉沉滑。肾功能：血肌酐 679μmol/L，尿素氮 29.4mmol/L。

处方：红参 15g，白术 15g，茯苓 15g，菟丝子 15g，熟地黄

20g，黄连 10g，大黄 10g，半夏 15g，桃仁 15g，红花 15g，丹参 15g，赤芍 15g，枳实 15g，厚朴 15g，紫苏 15g。28 剂，水煎服，日 1 剂。

三诊：服上药后大便通畅、日 1 次，无恶心，渐有力，纳佳，舌淡红，苔白，脉沉滑。肾功能：血肌酐 579μmol/L，尿素氮 19.4mmol/L。

病情好转，以上方加减治疗 3 个月，复查血肌酐 438μmol/L。症状较前明显好转，继续服药顽固治疗。

案 9

王某，男，63 岁，2013 年 4 月 10 日初诊。病历号：0007611054。

主诉：发现蛋白尿 5 年，纳差、恶心半年。

病史：慢性肾小球肾炎病史 5 年余。近半年来出现食欲减退，有时恶心，于当地医院查血肌酐 515μmol/L。

症见食欲差，有时恶心，口中氨味，胃脘胀满，大便秘结，苔黄腻，干黄少津，脉弦滑。肾功能：血肌酐 475μmol/L，尿素氮 25.4mmol/L，二氧化碳结合力 20.5mmol/L，尿常规：尿蛋白（+++）。

西医诊断：慢性肾衰竭。

中医诊断：虚劳。

辨证：湿邪化热，犯胃上逆。

治则：清热化浊。

处方：温胆汤加减。大黄 12g，黄芩 10g，黄连 10g，藿香 15g，苍术 10g，紫苏 10g，陈皮 15g，半夏 15g，茵陈蒿 15g，甘草 10g。10 剂，水煎服，日 1 剂。

二诊：服上方后，呕恶、脘胀等均除，大便日行 1～2 次、成形不溏。继以此方化裁。

处方：大黄 12g，黄芩 10g，黄连 10g，草果仁 15g，藿香 15g，苍术 10g，紫苏 10g，陈皮 15g，半夏 15g，生姜 15g，茵陈蒿 15g，甘草 10g，砂仁 15g，熟地黄 20g。水煎服，日 1 剂。

三诊：连续服药 3 个月，血肌酐及尿素氮明显下降。至 2013 年 10 月 15 日复检血肌酐 200μmol/L，尿素氮 10mmol/L。食欲增加，精神良好，全身有力，舌苔转薄，脉弦，病情稳定。

【按】本病辨为湿邪化热，犯胃上逆，温邪蕴结日久则化热；或体内脾胃素热与湿气相搏，故用温胆汤加减治疗。

案 10

王某，男，48 岁，2014 年 4 月 22 日初诊。病历号：1207522054。

主诉：糖尿病病史 20 余年，反复水肿半年余。

病史：近半年病情加重。

症见周身高度水肿，按之没指，身体困重，胸闷气短，难以平卧，腹部膨隆，食少纳呆，口渴尿少，便秘，舌质淡，舌体胖大，边有齿痕，苔白厚，脉沉细。体重 86kg（发病前体重 57kg），血压 165/105mmHg。胸积液、腹积液征（＋），右侧肢体较左侧肿甚。尿蛋白（＋＋），空腹血糖 7.9mmol/L；血白蛋白 21g/L，总蛋白 42.5g/L，血肌酐 265.1μmol/L，血尿素氮 15.15mmol/L。

西医诊断：慢性肾衰竭；糖尿病肾病。

中医诊断：虚劳。

辨证：脾肾虚损，湿热瘀血互结。

治则：健脾益肾，清热利湿。

处方：决水汤加减。泽泻 15g，猪苓 20g，茯苓 20g，海藻 20g，槟榔 15，牡蛎 30g，车前子 50g，王不留行 30g，肉桂 10g，枳实 15g，川厚朴 15g，木香 10g。14 剂，水煎服，日 3 次。

药后尿量由 800mL/d 增至 1300mL/d，增加明显。共服 30

剂，水肿基本消退，体重降至 71kg，双下肢轻度水肿。

原方加减，连服 10 余剂，水肿不明显。后门诊随访，病情稳定。

【按】糖尿病肾病是糖尿病患者最主要的微血管病变之一，它的最终结果是慢性肾功能不全。西医目前尚没有能有效治疗和延缓其进展的药物，只能进行对症和维持性治疗。糖尿病肾病是一种较为复杂的疾病，病程长，病机错综复杂，证候变化多端。中西药多方治疗，常常虚实并见，寒热错杂，属本虚标实之证。病位以肺、脾、肾、三焦为中心，多夹湿热、瘀血证。肺为水之上源，若肺热失于清肃下行，一方面可见咽干口渴、舌赤少津；另一方面可出现小便不利，形成水肿。脾主运化水湿，为水液代谢之枢纽，若脾虚运化功能受阻，以致水湿不得运行而停蓄。肾司开阖，肾阳虚则畏寒肢冷，开阖失司，水液不得温化则小便不利，浊不得泄。肺、脾、肾功能失调，则出现上热下寒、寒热交错之证。水湿内蕴体内，或从阳化热，或从阴化寒，但本病病机多从阳化热。正如徐灵胎所云："有湿必有热，虽未必尽然，但湿邪易化热，确为常见。"湿热内蕴，三焦气机受阻，水湿与热邪郁滞不得输布，致水肿进一步加重。湿热既是脾肾气虚、水湿内停的病理产物，其持续存在，又不断耗伤正气，终致肾气衰败。此外，湿热壅塞，气机不畅，血行受阻，致瘀血产生。《血证论》云："血与水本不相离。""瘀血者，未尝不病水；病水者，未尝不病血。"《金匮要略》云："血不利则为水。"水瘀互阻，恶性循环，病趋恶化，故肺、脾、肾三脏寒热交错、虚实夹杂为本病之主要病机。

本病例辨证属脾肾虚损，湿热、瘀血壅结三焦之证，故治宜以寒温并用、消补兼施之法，健脾温肾，清热化湿，散瘀利水。本方由决水汤加减化裁而成。决水汤出自清《辨证录》，由茯苓、车前子、王不留行、肉桂、赤小豆组成。方中重用茯苓、车前子散瘀利水，健脾温肾，以补脾渗湿为主，对单纯脾虚者有效。本病例为高度水肿，属虚实夹杂，必须攻补兼施，方能奏效。鞠建伟教授在原方基础上加入海藻、牡蛎、槟榔、泽泻、猪苓、木香、枳实、川厚朴。方中海藻、牡蛎软坚散结，攻逐水饮；槟榔破坚攻积，使水从大便排出；泽泻、猪苓、茯苓、车前子清热利水，使水从小便而出；水与气同出一源，气滞则水停，气顺则水行，故用木香、枳实、川厚朴行气导滞利水；王不留行善于通利血脉，行而不住，走而不守，有活血利尿消肿之功；茯苓、泽泻益气健脾利湿，脾气健则运化功能复常；肉桂温肾阳，肾阳充则恢复其开阖功能，小便自利。诸药合用，共奏寒温并用、消补兼施、上下分消之功，则水湿自除，无停蓄为患。

案 11

赵某，男，65 岁，2015 年 8 月 12 日初诊。病历号：3507611118。

主诉：多饮、多尿 12 年，双下肢浮肿 3 年。

病史：患者 12 年前诊为 2 型糖尿病。3 年前无明显诱因出现乏力，腰酸，浮肿，于烟台某医院就治，查尿蛋白（＋），诊为糖尿病肾病。予黄葵胶囊等治疗，病情未见好转。2015 年 7 月 9 日查尿蛋白（＋＋＋）；肾功能：血肌酐 116.4μmol/L，医院诊为糖尿病肾病、慢性肾衰竭。

症见多饮、多尿，伴口渴、乏力，腰酸痛。舌暗红，苔薄白，脉沉细略涩。查肾功能：血肌酐 126.5μmol/L，血尿素氮5.86mmol/L。血脂：总胆固醇 6.85mmol/L，三酰甘油 2.79mmol/L。空腹血糖 9.6mmol/L，餐后血糖 19.3mmol/L。尿常规：尿蛋白（＋＋＋），尿潜血（－）。B 超：双肾实质弥漫性改变。

西医诊断：糖尿病肾病。

中医诊断：虚劳；消渴。

辨证：脾肾虚劳，湿浊瘀血。

治则：滋补肝肾，活血化瘀。

处方：六味地黄汤加减。熟地黄25g，山茱萸20g，山药25g，茯苓20g，牡丹皮15g，泽泻15g，黄芪50g，太子参30g，车前子30g，牛膝20g，益母草30g，丹参20g，白茅根30g，桃仁15g，赤芍15g，川芎20g。水煎，日1剂，服2次。

二诊：服上药后乏力、腰酸症状减轻。尿常规：尿蛋白（＋＋）。

上方减黄芪、太子参，恐热伤阴，加滋补肾阴之品：枸杞子20g，菟丝子20g，女贞子20g，何首乌15g，玄参20g，天冬20g。水煎，日1剂，服2次。

患者服上方两月余，尿蛋白（＋～＋＋），血糖控制在正常范围，肾功能稳定。

【按】糖尿病中医辨证以气阴两虚贯穿始终，病程日久则"穷必及肾"，致使肾阴亏耗。

肾为气之根。肾藏真精为脏腑阴阳之根，为元气之所系。病久则肾阴亏耗，气阴两伤，因此出现乏力、腰酸痛；因统摄固涩失职，精微外泄则见蛋白尿；脾肾气阴两伤，运化功能失职，水湿瘀血内停则时而水肿。

鞠建伟教授认为，糖尿病肾脏病主要以气阴两虚多见，多兼瘀血。病情发展至肾衰竭尿毒症期主要以脾肾虚衰兼夹湿浊、瘀血毒邪等证，虚实夹杂，治疗应根据各期不同病机和临床特征确定治法和选方用药。本病例属糖尿病肾脏病，以乏力、腰酸为主，故诊为虚劳，属肾阴不足，兼见水湿、血瘀。治以六味地黄汤滋补肝肾为主，加入益气养血药物，兼以利湿、活血之剂。鞠建伟教授认为，糖尿病肾脏病无论哪一期均会出现血瘀之象，活血化瘀之药为必用之品，只是多少而已。本病例在治疗糖尿病肾脏病的基础上，加入活血化瘀药物，从而获得满意疗效。

案 12

肖某，男，63 岁。2014年8月6日初诊。病历号：3307610068。

主诉：口渴、乏力 10 年余，双下肢浮肿 1 年，加重 1 周。

病史：患者糖尿病病史 10 年余。1 前发现双下肢浮肿，于烟台某医院化验尿蛋白（++），诊断为糖尿病肾病，予护肾、降糖等对症治疗。1 周前因双下肢浮肿加重，伴口渴、乏力明显来就诊。

症见口渴，乏力，双下肢浮肿明显，面色萎黄，舌质红，苔薄白，脉沉。肾功能：血尿素氮 12.68mmol/L，血肌酐 183.1μmol/L，血红蛋白 99g/L。

西医诊断：糖尿病肾脏病；慢性肾衰竭。

中医诊断：消渴。

辨证：脾肾虚劳，湿浊瘀血。

治则：滋补肝肾，活血化瘀。

此患者患糖尿病十多年，肾气渐虚，肾失开阖，气化失司，水湿内停，故见气虚乏力；"久病入络"，加之水湿内停则有血瘀；舌质红、苔薄白、脉沉等均提示肾虚为本，兼有水湿与血瘀。

治则：滋补肝肾，活血化瘀，兼以利水。

处方：六味地黄汤加减。熟地黄 20g，山药 20g，山茱萸 20g，牡丹皮 10g，茯苓 20g，白术 15g，泽泻 15g，黄芪 30g，太子参 20g，丹参 20g，川芎 10g，赤芍 15g，当归 15g，怀牛膝 15g，鸡血藤 30g，桂枝 15g，海藻 15g，大黄 15g（后下）。14 剂，水煎，分 3 次服，日 1 剂。

二诊：药后仍感乏力，双下肢浮肿，四肢发凉，舌淡，苔白，脉沉。病情缓解不明显，仍以双下肢浮肿为重。考虑舌淡、苔白润，脉沉，下肢肿、发凉属阳虚水气不行，当祛水湿之邪为主，配以温阳活血利水为法。

处方：熟地黄20g，山药20g，山茱萸20g，牡丹皮10g，茯苓20g，白术15g，泽泻15g，黄芪30g，太子参20g，丹参20g，川芎10g，赤芍15g，当归15g，怀牛膝15g，鸡血藤30g，桂枝15g，海藻15g，大黄15g（后下），黄芪30g，制附子10g（先煎）。14剂，水煎，日1剂，日服3次。

三诊：口渴、乏力较前明显减轻，双下肢浮肿不明显，饮食正常，小便尚可，大便质稀，舌淡，苔白，脉沉。水肿缓解，病情明显好转，当调补肝肾，兼祛水湿之邪，治以益气活血补肾为主，兼活血化瘀。

处方：黄芪30g，党参15g，白术15g，茯苓20g，芡实20g，金樱子15g，山药20g，熟地黄20g，山茱萸20g，牡丹皮10g，茯苓20g，泽泻15g，丹参20g，川芎10g，赤芍15g，当归15g，怀牛膝15g，鸡血藤30g，桂枝15g，海藻15g，大黄15g（后下）。14剂，水煎，日1剂，日服3次。

四诊：乏力、口渴减轻。复查肾功能：血肌酐146.3μmol/L，血尿素氮10.12mmol/L。

继续服上方，定期门诊复诊，病情稳定。

【按】此患者患糖尿病十多年，肾气渐虚，肾失开合，气化失司，水湿内停，故见气虚乏力；"久病入络"，加之水湿内停则有血瘀；舌红、苔薄白、脉沉等均提示肾虚为本，兼有水湿与血瘀。初诊辨证为消渴，以滋补肝肾、利水消肿、活血化瘀为治疗大法，标本兼治。初诊在益气滋阴补肾的同时活血利水，方用六味地黄汤加减治疗，临床症状改善不明显。二诊考虑患者舌白、苔淡、下肢凉、脉沉，当合并有阳虚、水气不得温化，治以温阳益气兼活血化瘀利水，且始终以滋补肝肾为主线。桂枝、制附子与活血药同用，药后浮肿消退，诸症缓解。水肿消退，即标证已除，再从本论治，仍以滋补肝肾、益气活血法治疗，临床症状逐步得到改善。

综上所述，糖尿病肾病是以脾肾气血为本，瘀血、水饮、痰湿为标，治疗时当标本兼顾，往往能获得良好疗效。

案 13

顾某，男，65 岁，2014年3月9日初诊。病历号：3307602060。

主诉：乏力、口渴 8 年，加重 10 天。

病史：既往有糖尿病病史 8 年余。经用多种口服降糖药，空腹血糖 9.0mmol/L。近 3 个月，化验尿蛋白（＋～＋＋），血肌酐150μmol/L，血尿素氮 9.0mmol/L。烟台某糖尿病医院诊断为糖尿病肾脏病、慢性肾衰竭，建议胰岛素治疗，因患者拒绝，予硝苯地平缓释片 20mg，每日 2 次，口服。

症见乏力、口渴，近 10 天加重，时有心悸气短，舌红紫，苔白，脉虚数。

西医诊断：糖尿病肾脏病；慢性肾衰竭。

中医诊断：消渴。

辨证：脾肾虚劳，湿浊瘀血。

治则：益气补肾，活血化瘀，泄浊排毒。

处方：参芪地黄汤加减。党参 20g，熟地黄 20g，山茱萸15g，山药 15g，茯苓 15g，牡丹皮 15g，泽泻 15g，黄芪 30g，枸杞子 20g，菟丝子 20g，女贞子 20g，玉竹 20g，桃仁 10g，丹参20g，赤芍 15g，红花 15g，葛根 15g，海藻 15g，大黄 15g(后下)。14 剂，水煎服，日 1 剂，日服 3 次。

二诊：药后自觉全身有力，口渴减轻，四肢较前有力，近日出现尿频，舌淡紫，苔薄白，脉滑。经上方益气补肾、活血泄浊调治后，气阴得补，气阴虚证得以改善，尿频乃久病气阴两亏损及肾阳，阳虚失于温煦固摄，膀胱气化无力所致。继续益气补肾，活血泄浊调治。上方基础上加温肾缩尿之品，如桑螵蛸、益智仁温肾助阳，涩精固本，与益气滋补肾阴、活血泄浊配伍，使阴阳相济，扶正除邪。

处方：参芪地黄汤加减。党参20g，熟地黄20g，山茱萸15g，山药15g，茯苓15g，牡丹皮15g，泽泻15g，黄芪30g，枸杞子20g，菟丝子20g，女贞子20g，玉竹20g，桃仁10g，丹参20g，赤芍15g，红花15g，葛根15g，海藻15g，大黄15g（后下），玉竹15g，桑螵蛸15g，益智仁15g。14剂，水煎服，日1剂，日服3次。

三诊：药后全身乏力明显好转，倦怠、口渴、小便频等症均有好转。舌红，脉沉细。化验：尿蛋白（＋～＋），血肌酐130μmol/L，血尿素氮9.2mmol/L。

处方：参芪地黄汤加减。党参20g，熟地黄20g，山茱萸15g，山药15g，茯苓15g，牡丹皮15g，泽泻15g，黄芪30g，枸杞子20g，菟丝子20g，女贞子20g，玉竹20g，桃仁10g，丹参20g，赤芍15g，红花15g，葛根15g，海藻15g，大黄15g(后下)，益智仁30g。14剂，水煎服，日1剂，日服3次。药后症状改善明显。

【按】本病为糖尿病肾病致慢性肾衰竭，病位在脾、肾，气阴两虚为本，瘀血浊毒内停为标。本虚标实，病情复杂。气阴两虚则全身乏力、口干、心悸气短；瘀血浊毒内停则舌红紫、苔白，且夹湿浊血瘀。方用参芪地黄汤，加活血化瘀之品祛湿泄浊。方中党参、黄芪益气健脾；六味地黄汤滋补肝肾；枸杞子、女贞子、玉竹、菟丝子以助补肾之力；赤芍、丹参、红花、葛根、大黄活血泄浊。扶正与祛邪并用，药症相符，症状逐渐改善。

案 14

邵某，女，64 岁，2015年3月26日初诊。病历号：3410602005。

主诉：多饮、多尿 20 年，加重 1 个月。

现病史：既往糖尿病病史 20 年，现应用胰岛素治疗，来院前测空腹血糖 7.9mmol/L，近 1 个月上症加重，出现头痛头晕，视物不清，言语不利。复查尿常规：尿蛋白（+++）。

症见神志清，精神可，面色少华，形体肥胖，言语不利，血压高，视物不清。舌红，少苔，脉细数。空腹血糖 7.9mmol/L。尿常规：尿蛋白（+++）。

西医诊断：糖尿病肾病。

中医诊断：消渴。

辨证：脾肾虚劳，湿浊瘀血。

治则：益气补肾，活血化瘀。

处方：参芪地黄汤加减。党参 20g，黄芪 30g，熟地黄 15g，山茱萸 20g，山药 30g，茯苓 15g，牡丹皮 15g，泽泻 15g，水蛭 10g，桃仁 15g，丹参 15g，枸杞子 20g，五味子 15g，玉竹 15g，赤芍 15g，酸枣仁 20g，远志 15g，茯苓 15g，芡实 30g，沙苑子 15g，海藻 15g，大黄 15g（后下）。14 剂，水煎服，每日服 3 次。

同时给予胰岛素治疗。饮食低盐、低脂，糖尿病饮食。

二诊：服上方后自觉症状好转，多饮、多尿减轻，仍感头晕，腹胀便干，双下肢浮肿。舌红，少苔，脉细数。复查肾功能：血肌酐 102.4μmol/L，血尿素氮 9.45mmol/L。

病程日久，阴损及阳，致肾阴阳俱虚。肾失封藏固摄而遗尿，湿热浊邪内阻不得下行则腹胀、便秘、浮肿。上方基础上加温阳固摄、利湿泄浊之剂。

处方：党参 20g，黄芪 30g，熟地黄 15g，山茱萸 20g，山药 30g，茯苓 15g，牡丹皮 15g，泽泻 15g，水蛭 10g，桃仁 15g，丹参 15g，枸杞子 20g，五味子 15g，玉竹 15g，赤芍 15g，酸枣仁 20g，远志 15g，茯苓 15g，芡实 30g，沙苑子 15g，海藻 15g，大黄 15g（后下），桂枝 15g，龟板 20g，覆盆子 25g，桑螵蛸 20g。14 剂，水煎，每日服 3 次。

三诊：药后自觉症状好转，头晕、遗尿均减轻，大便正常，浮肿消退，舌红，苔薄白，脉沉细。血压 160/80mmHg。尿常规：尿蛋白（++）。

处方：参芪地黄汤加减。党参 20g，黄芪 30g，熟地黄 15g，山茱萸 20g，山药 30g，茯苓 15g，牡丹皮 15g，泽泻 15g，水蛭 10g，桃仁 15g，丹参 15g，枸杞子 20g，五味子 15g，玉竹 15g，赤芍 15g，酸枣仁 20g，远志 15g，茯苓 15g，芡实 30g，沙苑子 15g，海藻 15g，大黄 15g（后下）。14 剂，水煎，每日服 3 次。

【按】本病例为糖尿病肾病，尿蛋白（+++）。糖尿病日久以致肺、脾、肾功能失调，形成瘀血、痰浊、湿热等病理产物。气虚无力推动血液运行则致血瘀，阴分耗伤津液不能布化则灼津为痰，痰瘀交阻为本病之变证。此时多已合并心、脑、肾及周围血管、视网膜病变等，而见血压升高，面色少华，视物不清，语言不利，舌红少苔，脉细数。治以益气补肾，活血祛瘀，清化浊毒。药用参芪地黄汤加活血化瘀药物，如桃仁、丹参、水蛭、赤芍，并酌加滋肾阴、养气安神之品。药症相符，故而取得良好疗效，肾功能逐渐正常，尿蛋白亦有一定程度的减少。

急性肾衰竭

急性肾衰竭（Acuterenalfailure，ARF）是急骤发生和迅速发展的肾功能减退综合征，主要表现为肾功能在短期内（数小时或数天）急剧地进行性下降，氮质代谢废物堆积和水、电解质酸碱失调，血肌酐和尿素氮呈进行性升高（通常血肌酐每日上升 $88.4 \sim 176.8\mu mol/L$，尿素氮上升 $3.6 \sim 10.7mmol/L$），常伴少尿（<400mL/d），或无尿（<100mL/d）。也有尿量不减少，甚至增多者，称为非少尿型急性肾衰。狭义急性肾衰竭是指急性肾小管坏死（ATN）；广义急性肾衰竭是指由于各种原因导致肾脏排泄功能在短期内迅速减退，可由肾前性、肾性和肾后性三类病因引起。急性肾衰竭的发病率约为万分之 0.03，可发生于任何年龄，$11 \sim 60$ 岁者占 90.03%，男性多于女性，男女之比约为 2.27∶1。

一、病因病机

由于 ARF 发病原因复杂，临床表现不一，病情变化较多，古代医家根据少尿、无尿这一突出症状，将其归属于癃闭、关格、肾风、溺毒等范畴。

1. 癃闭

癃闭之名首见于《黄帝内经》。该书对癃闭的病位、病因病机都作了比较详细的论述。如《素问·灵兰秘典论》云："膀胱者，州都之官，津液藏焉，气化则能出矣。"又说："三焦者，决渎之官，水道出焉。"《素问·宣明五气》云："膀胱不利为癃，不约为遗溺。"《素问·标本病传论》云："膀胱病，小便闭。"《灵枢·本输》云："三焦……实则癃闭，虚则遗溺。"阐明了本病的病位是在膀胱，而与三焦的气化息息相关。综观其论，详于病因病理，而略于治法方药。

汉代，由于殇帝姓刘名隆，为了避讳，将癃改为淋。张仲景的《伤寒论》和《金匮要略》都没有癃闭的名称，只有淋病和小便不利的记载。这一避讳的影响所及，至宋元未已，从而混淆了癃闭与淋证的概念。

《景岳全书》云："小便不通是为癃闭，此最危最急症也。水道不通，则上侵脾胃而为胀，外侵肌肉而为肿，泛及中焦则为呕，再及上焦则为喘，数日不通，则奔迫难堪，必致危殆。"又云："凡癃闭之症……唯是气闭之症，则尤为危候，然气闭之义有二焉：有气实而闭者，有气虚而闭者……今凡病气虚而闭者，必以真阳下竭，元海无根，水火不交，阴阳否隔，所以气自气而气不化水，水自水而水蓄不行。气不化水，则水腑枯竭者有之，水蓄不行则浸腐败者有之。气既不能化而欲强为通利，果能行乎？阳中已无阴，而再用苦寒之剂能无甚乎？理本甚明，何知之者之不多见也。至若气实而闭者，不过肝强气逆移碍膀胱，或破其气或通其滞，或提其陷，而壅者自无不去，此治实者无难，而治虚者必得其化，为不易也。"其所指"气实而闭者"，可能包括了急性肾衰竭。

隋唐时代，巢元方《诸病源候论·小便病诸候》中提出，小便不通和小便难的病因都是由于肾与膀胱有热，"热气太盛"则令"小便不通"；"热势极微"，故"但小便难也"，说明由于热的程度不同，则有小便不通和小便难的区别，颇有辨证意义。

朱丹溪认为，小便不通有"气虚""血虚""痰""风闭""实热"多种不同的原因，较巢元方又有进一步的认识。

张景岳将癃闭的病因病机归纳为四个方面。《景岳全书》说："有因火邪结聚小肠、膀胱者，此以水泉干涸而气门热闭不通；有因热居肝肾者，则或以败精，或以槁血，阻塞水道而不通。有因真阳下竭，元海无根，气虚而闭者；有因肝强气逆，妨碍膀胱，气实而闭者。"张氏并详细阐述了气虚而闭的病理机转："夫膀胱为藏水之府，而水之入也，由气以化水，故有气斯有水；水之出也，由水以达气，故有水始有溺；经曰气化则能出矣！盖有化而入，而后有化而出，无化而出，必其无化而入，是以其人其出皆有气化。此即本经气化之义，非单以出者言气化也。然则水中有气，气即水也；气中有水，水即气也。今凡病气虚而闭者必以真阳下竭，元海无根，水火不交，阴阳否隔，所以气自气耳气不比水，水自水而水蓄不行。气不化水则水腑枯竭者有之，水蓄不行则浸渍腐败者有之，气既不能化，而欲强为通利，果能行乎？阴中已无阳，而再用苦寒之剂能无甚乎？"

到清代，对本病的认识更趋完备。如李用粹在《证治汇补·癃闭》篇中将本病的原因总结归纳为："有热结下焦，壅塞胞内，而气道涩滞者；有肺中伏热，不能生水，而气化不施者；有久病多汗，津液枯耗者；有肝经气努，气闭不通者；有脾虚气弱，通调失宜者。"

2. 关格

关格是小便不通与呕吐并见的中医病名。《伤寒论·平脉法》中提到："关则不得小便，格则吐逆。"《诸病源候论》则认为，关格是大小便俱不通之症，以大便不通谓之内关，小便不通谓之外格。《证治汇补》说："关格者……必小便不通……一日即死，最为危候。"《证治汇补》又说："既关且格，必小便不通，旦夕之间，陡增呕恶，此因浊邪壅塞三焦，正气不得升降，所以关应下而小便闭，格应上而呕吐，阴阳闭绝，1日即死，最为危候。"这是比较符合急性肾衰的临床表现特点的。

关格的病机正如《灵枢·脉度》所说："阴气太盛则阳气不能荣也，故曰关；阳气太盛则阴气弗能荣也，故曰格；阴阳俱盛，不得相荣，故曰关格。"其较为详尽地描述了急性肾衰的发病症状，为后世留下了宝贵的财富。

3. 肾风

肾风的特点是以面部浮肿为主，腰脊酸痛，身重尿少，面色发黯，甚至不能食而善惊。如《素问·风论》说："肾风之状，多汗恶风，面庞然浮肿，脊痛不能正立，其色炲，隐曲不利，诊在肌上，其色黑。"《素问·奇病论》说："有病庞然如有水状，切其脉大紧，身无痛者，形不瘦，不能食，食少……病生在肾，名为肾风。肾风而不能食，善惊，惊已，心气痿者死。"肾风如果发展为不能食、善惊，也类似急性肾衰竭的临床表现。

4. 溺毒

《重订广温热论》说："溺毒入血，血毒上脑之候，头痛而晕，视力蒙眬，耳鸣耳聋，恶心呕吐，呼吸带有溺臭或猝发癫痫状，甚或神昏惊厥，不省人事，循衣撮空，舌苔起腐，间有黑点。"这是急性肾衰竭的典型表现。

二、诊断与鉴别诊断

（一）临床诊断

1. 症状

（1）尿量改变：尿量改变是本病的主要症状。在少尿期，尿量少（<400mL/d），甚至无尿（<100mL/d），一般持续 7～14 天；当尿量突然或逐日增加，每日超过 400mL 时即进入多尿期，多尿期每日尿量可多达 3000～5000mL 或更多，大约维持两周；当尿量逐渐恢复正常，即每日尿量在 1500～2500mL 时，即进入恢复期。非少尿型急性肾衰竭则尿量改变不显著，每日尿量超过 400mL。

（2）腰痛：多数患者有不同程度的腰部胀痛，酸痛症状。

（3）消化道症状：食欲不振，恶心呕吐，腹胀便秘等。

（4）精神症状：精神不振，烦躁不安，嗜睡，意识模糊等。

（5）呼吸道症状：深大呼吸，呼气可有尿臭味，或胸闷气急。

（6）全身症状：面色苍白，软弱无力等，出血热所致者可出现皮肤发红，或伴出血。

2. 体征

（1）消化系统：表现为腹胀，腹部压痛。

（2）高钾血症：可出现肌肉颤动，心律失常，甚至心跳骤停。

（3）低钾血症：可出现肌肉软弱无力、肌张力低下、腹胀、心律失常等。

（4）水中毒和低钠血症：眼睑及下肢水肿，血压升高，嗜睡，或躁动不安，或惊厥，肌张力低下，严重者可出现心力衰竭和肺水肿。

（5）代谢性酸中毒：嗜睡，深大呼吸，甚至昏迷。

（6）尿毒症：神志淡漠，或烦躁不安，定向力障碍，呼气可有尿臭味，水肿，进行性贫血，恢复期多消瘦、精神疲倦等。

3. 辅助检查

（1）尿常规检查：是早期发现肾损害的重要指标之一。少尿无尿期尿色多呈酱油色或混浊，镜检有蛋白、红细胞、白细胞及管型；多尿期尿色多清白。

（2）尿比重测定：少尿期尿比重常>1.025；多尿期和恢复期尿比重多在 1.010～1.016，尿渗透压下降，接近血浆水平，多在 300～400mOsm/L。

（3）尿钠浓度测定：尿钠浓度常>40mmol/L。尿钠和血浆尿素氮之比<20，有助于急性肾衰竭的早期诊断。

（4）血生化检查：血尿素氮、肌酐、钾、磷进行性升高，二氧化碳结合力、血钠、钙降低，内生肌酐清除率明显下降，多在 10mL/min 以下，血肌酐/尿肌酐<15。

（5）肾 B 超、肾核素扫描、腹部 X 线平片有助于本病的鉴别和诊断。

（二）鉴别诊断

1. 急性肾小球肾炎

多有急性链球菌感染病史，常在感染后 1 ～ 3 周发病，起病急，病情轻重不一，尿常规可见蛋白尿、血尿（镜下或肉眼血尿）、管型尿，临床常有水肿、高血压，或短暂的氮质血症，B超下肾脏无缩小。本病大多数预后良好，一般在数月至 1 年内自愈。与急性肾衰竭不同，可资鉴别。

2. 急性间质性肾炎

本病多有金色葡萄球菌或链球菌感染性败血症病史；或使用磺胺类、半合成青霉素类、苯妥英钠、保太松、利福平、速尿及噻嗪类利尿剂史。临床多有寒战、高热、疲乏无力、食欲减退、肾区有自发痛或叩击痛，尿量减少，尿中出现少量或中量蛋白、红细胞、白细胞及管型，有不同程度的肾功能损害；药物过敏所致者还可出现皮疹、关节肿痛、淋巴结肿大、血嗜酸性细胞增多等，部分患者血清中 IgE 明显增高。本病与 ATN 鉴别有时困难，应先做肾活组织检查。肾活检在肾小管基膜上可找到抗肾小管基膜抗体（Ig）呈线条状沉积，可资鉴别。

3. 肾静脉血栓形成

本病可发生于严重脱水的婴幼儿，亦可见于成人肾病综合征，由血液凝固成肾静脉栓塞。临床表现不一，急性症状多剧烈、急骤，可突发腰痛、发热，血中白细胞升高，少尿、血尿、蛋白尿常见，部分患者有血压升高，肾功能多有改变，腹部平片可见肾影增大，肾血管造影或放射性核素肾血管 γ 显像，有助于本病的诊断。

4. 肾动脉栓塞

肾动脉栓塞的诊断主要依据有二尖瓣狭窄，心房颤动，感染性心内膜炎，或心脏有粥样硬化，动脉瘤的主动脉因外伤引起的主动脉内栓子、肿瘤栓子等病史及腰部剧烈疼痛、血尿等，以此进行判断。若乳酸脱氢酶升高，放射性核素 γ 肾血管显像与急性肾衰竭不同，有助于本病的诊断。

（三）常见并发症

1.感染

包括尿路感染、肺部感染和败血症。

2.心血管系统

包括心律失常、心力衰竭、心包炎，甚至心包填塞和高血压等。

3.神经系统

表现为头痛、嗜睡、肌肉抽搐、昏迷或癫痫样发作。

4.消化系统

表现为厌食、恶心、呕吐、腹胀、呕血或便血。

5.血液系统

表现为轻度贫血、白细胞总数常增多、血小板数目正常或减少。

6.电解质紊乱

表现为高钾血症或低钠血症。

三、辨治要点

（一）一般治疗

1.少尿期

严格控制液体入量，以"量出为入"为原则，每日液体入量应等于前 1 日尿量＋大便、呕吐、引流液量及伤口的渗出量 +500mL。营养应以高热量、高维生素、低钾、低钠及适宜的蛋白质为原则。

2.多尿期

（1）大量利尿后要防止脱水及电解质紊乱（低钾血症、低钠血症、低钙血症等）。

（2）饮食中蛋白质摄入量可逐渐增加，以利于损伤的肾细胞的修复与再生。

3. 恢复期

每 1～2 个月复查肾功能 1 次，受损的肾细胞功能完全恢复正常约需半年至 1 年之久。

以上各期均禁止使用肾毒性物质。

（二）西医治疗

1. 治疗原则

对于不同原因的急性肾衰竭的治疗，主要原则是维持水、电解质和酸碱平衡，抗感染，使用利尿药消除水肿，防治并发症和治疗原发病。少尿期应严格控制液体的补入，必要时及时进行透析。

2. 具体措施与药物

（1）少尿期的治疗

1）卧床休息：所有 ATN 患者都应卧床休息。

2）饮食：能进食者尽量利用胃肠道补充营养，给予清淡流质或半流质食物为主。酌情限制水分、钠盐和钾盐。早期应限制蛋白质（高生物效价蛋白质 0.5g/kg 左右）。

3）维护水平衡：少尿期患者应严格计算天出入水量。天补液量（mL）＝ 显性失液量 +400。显性失液量系指前 1 日天内的尿量、粪、呕吐、出汗、引流液及创面渗液等丢失液量的总和。观察补液量适中的指标有：①皮下无脱水或水肿现象。②每日体重不增加，若超过 0.5kg 或以上，提示体液过多。③血清钠浓度正常。若偏低，且无失盐基础，提示体液潴留。④中心静脉压在 0.59～0.98kPa（6～10cmH$_2$O）之间。若高于 1.17kPa（12cmH$_2$O），提示体液过多。⑤胸部 X 片血管影正常。若显示肺充血征象，提示体液潴留。⑥心率快，血压升高，呼吸频速，若无感染征象，应怀疑体液过多。

4）高钾血症的处理：最有效的方法为血液透析或腹膜透析。

若有严重高钾血症（血钾在 6.5mmol/L 以上）或高分解代谢状态，以血液透析为宜。此外，限制饮食中含高钾的食物、纠正酸中毒、不输库存血、清除体内坏死组织均为防治高钾血症的重要措施。对挤压伤患者出现难以控制的高钾血症，应认真排除深部坏死肌肉，只有清除坏死组织，才能控制高钾血症。一般高钾血症按内科处理：停用潴钾利尿剂、利尿、补碱、补钙、胰岛素等。

5）代谢性酸中毒：对非高分解代谢的少尿期，补充足够热量，减少体内组织分解。代谢性酸中毒不严重，可口服或静脉注射碳酸氢钠。若高分解代谢性酸中毒发生早，程度严重，有时不易纠正；若补碱后二氧化碳结合力仍在 10mmol/L 以下，应及时治疗，可尽早做血液透析。

6）速尿和甘露醇的应用：在判断无血容量不足的因素后，可以试用速尿。早期使用，有预防急性肾衰的作用，减少急性肾小管坏死的机会；可视情况先用速尿 40mg 加生理盐水或葡萄糖静脉注射，无效则倍量，1 日不超过 1g（一般超过 100mg 需静脉滴注）。

对少尿型急性肾衰，速尿和甘露醇尚可用于诊断急性肾衰属于肾前性或肾实质性的鉴别。用法：先予 20% 甘露醇 60 ~ 125mL 快速滴注，如 2 小时后仍无尿，可重复上述剂量甘露醇，加速尿 240mg 静脉注射。1 小时内尿量仍不增加，则再单独使用速尿 480mg 静脉注射，仍无尿则急性肾衰竭（ATN）诊断成立。

7）抗感染：已成为少尿期主要死亡原因之一。应根据细菌培养和药物敏感试验合理选用对肾脏无毒性作用的抗生素治疗。同时注意在急性肾衰竭时抗菌药物的剂量。

8）营养支持：营养支持可提供足够热量，减少体内蛋白分解，从而减慢血氮质的升高速度，增加机体抵抗力，降低少尿期死亡率，并可能减少透析次数。营养补充尽可能部分利用胃肠道循序渐增热卡量，但重危患者由于患者常有消化道症状或因外科手术后，部分或全部热卡常需经胃肠道外补充。

9）血液透析或腹膜透析：及早进行血液透析或腹膜透析可减少急性肾衰竭发生感染、出血和昏迷等威胁生命的并发症，这是降低死亡率、减少并发症的关键性措施。

紧急透析指征：①急性肺水肿，或充血性心力衰竭。②严重高钾血症，血钾在 6.5mmol/L 以上。③严重代谢性酸中毒（二氧化碳结合力在 10mmol/L 以下），补碱难以纠正。

一般透析指征：①少尿或无尿两日以上。②已出现尿毒症症状，如呕吐、神志淡漠、烦躁或嗜睡。③高分解代谢状态。④出现体液潴留现象。⑤血 pH 在 7.25 以下，实际重碳酸氢盐在 15mmol/L 以下或二氧化碳结合力在 10mmol/L 以下。⑥血尿素氮在 17.8mmol/L（50mg/dL）以上，除单纯肾外因素引起，或血肌酐 442μmol/L（5mg/dL）以上。⑦对非少尿患者出现体液过多、眼结膜水肿、心脏奔马律或中心静脉压高于正常，血钾 5.5mmol/L 以上，且心电图疑有高钾图形等任何一种情况者，亦应透析治疗。

（2）多尿期治疗：多尿期开始，威胁生命的并发症依然存在，治疗重点仍为维持水、电解质和酸碱平衡，控制氮质血症，治疗原发病，防止各种并发症。部分急性肾小管坏死多尿期持续较长，每日尿量多在 4L 以上，补充液体量应逐渐减少（为出量的 1/2～2/3），并尽可能经胃肠道补充，以缩短多尿期。对不能起床的患者，尤应防治肺部感染和尿路感染。

（3）恢复期治疗：一般无需特殊处理，定期随访肾功能，避免使用对肾脏有损害的药物。

（三）中医辨证治疗

1. 少尿期

（1）邪毒内侵证

证候：尿量急骤减少，甚至无尿，或发热不退，头痛身痛，烦躁不安，或神昏嗜睡，恶心呕吐，口干欲饮，舌绛红，舌苔厚腻，脉濡滑或细滑。

治则：通腑泄浊，解毒导滞。

代表方剂：黄连解毒汤加减。

常用药物：黄连、黄柏、黄芩、金银花、虎杖、车前草、白茅根、大黄、蒲公英、丹参、甘草。

（2）热毒瘀滞证

证候：尿点滴而出，或无尿、尿血，或高热、神昏、谵语、吐血，斑疹紫黑或鲜红，舌绛紫暗，苔黄焦或芒刺遍起，脉细数。

治则：清热解毒，活血化瘀。

代表方剂：清瘟败毒饮加味。

常用药物：生石膏、生地黄、山栀、虎杖、黄芩、知母、赤芍、玄参、牡丹皮、丹参、大黄、甘草。

（3）瘀血内阻证

证候：严重外伤及挤压伤之后出现血尿、尿少、尿闭，瘀斑，全身疼痛，恶心呕吐，舌瘀紫，苔腻，脉涩。

治则：活血祛瘀，通腑泄浊。

代表方剂：桃红四物汤加味。

常用药物：当归、生地黄、桃仁、红花、赤芍、枳实、大黄、水蛭、牛膝、泽兰、白茅根、甘草。

（4）津液亏损证

证候：大汗大泻、大失血后，血压下降，尿少或无尿，气微欲绝，或气喘急促，唇暗，进一步出现汗出肢冷，舌淡或淡白，脉微细欲绝。

治则：益气固涩，养阴生津。

代表方剂：生脉饮加味。

常用药物：人参、黄芪、五味子、麦冬、石斛、大黄、丹参、泽兰、白茅根、玄参。

2. 多尿期

（1）气阴两虚证

证候：全身疲乏，咽干口渴，尿多清长，舌红少津，脉细。

治则：益气养阴。

代表方剂：参芪地黄汤加味。

常用药物：太子参、麦冬、五味子、干地黄、茯苓、山药、石斛、玄参、丹参、白芍。

（2）湿热留滞证

证候：神疲乏力，头晕心烦，纳差，恶心，口中黏腻，舌红，苔黄腻，脉实有力。

治则：清化湿热。

代表方剂：黄连温胆汤加味。

常用药物：黄连、枳实、竹如、半夏、陈皮、茯苓、菖蒲、车前子、丹参。

（3）肾阴亏损证

证候：腰酸疲乏，尿多不禁，口干欲饮，舌红，苔少，脉细。

治则：滋阴补肾。

代表方剂：二至丸加味。

常用药物：女贞子、旱莲草、干地黄、白芍、何首乌、丹参、车前子。

四、验案精选

案1

张某，男，29岁，2016年3月23日初诊。病历号：4211214020。

主诉：反复双下肢水肿1月余，无尿、浮肿两天。

病史：2016年1月出现双下肢水肿，在当地医院查尿蛋白

（+++），行肾脏穿刺活检，诊断为膜性肾病，口服泼尼松等药物治疗效果不佳，已口服泼尼松 50mg 两周余。两周前查肾功示：血肌酐 56μmol/L。近两天因恶心、呕吐、进食少出现水肿加重、无尿。

症见无尿，恶心，干呕，乏力，腰酸不适，下肢重度浮肿，纳眠不佳，大便溏，舌红，苔黄腻，脉沉细。血压 170/95mmHg。肾功能：血肌酐 256μmol/L。尿常规：尿蛋白（+++），潜血（+），24 小时尿蛋白定量 4600mg，血白蛋白 19g/L，血钾 5.8mmol/L。

西医诊断：急性肾衰竭；慢性肾病。

中医诊断：水肿；癃闭。

辨证：脾虚湿困，邪毒内侵。

治则：健脾补肾，清热解毒。

西药：泼尼松 55mg，每天 1 次；呋塞米 40～80mg 静脉泵入。

中药处方：黄芪 30g，山茱萸 15g，党参 15g，茯苓 15g，车前草 20g，白茅根 30g，大黄 15g，蒲公英 15g，黄连 10g，吴茱萸 3g，芡实 30g，沙苑子 15g，丹参 30g，猪苓 20g，牵牛子 10g，大腹皮 15g。3 剂，水煎服，日 1 剂，分 3 次口服。

2016 年 3 月 26 日二诊：药后尿量增加至 800mL/d，腰酸、倦怠乏力改善，无恶心、呕吐，纳眠可，夜尿多，大便调，舌淡红，苔黄，脉沉。血压 140/85mmHg。肾功能：血肌酐 168μmol/L，血钾 4.8mmol/L。

西药：泼尼松 55mg，每天 1 次；碳酸钙每天 1 次，每次 1 片。

中药处方：黄芪 30g，山茱萸 15g，党参 15g，茯苓 15g，丹参 20g，黄精 30g，女贞子 15g，苍术 15g，厚朴 10g，山药 15g，芡实 30g，沙苑子 15g，牵牛子 10g，大腹皮 15g。3 剂，水煎服，日 1 剂，分 3 次口服。

患者服上药后逐渐进入多尿期，尿量在 2500～3500mL/d，饮食正常，一般情况稳定，暂停中药，继续足量激素口服。

案 2

林某，男，68 岁，2015年7月23日初诊。病历号：3361214560。

主诉：少尿、浮肿 1 周。

病史：患者 2015 年 7 月初因发热、咳嗽、咳痰在当地诊所治疗，按呼吸道感染静滴依替米星、左氧氟沙星等药物 10 天，发热、咳嗽、咳痰缓解，约 7 月 15 日逐渐出现双下肢水肿，后尿量减少，约 600mL/d，伴恶心、进食少。

症见乏力、咽干、口干、畏寒，下肢中度凹陷性浮肿，纳眠可，尿量偏少，大便干结，舌红，苔薄黄，脉浮弦。血压 140/70mmHg。血肌酐 575μmol/L，二氧化碳结合力 16mmol/L，血钾 5.6mmol/L。尿常规：尿蛋白（±），24 小时尿蛋白定量 500mg，血白蛋白 115g/L。肾脏彩超示：双肾大小正常。

西医诊断：急性肾衰竭。

中医诊断：水肿。

辨证：风水相搏。

治则：疏风清热，宣肺行水，兼以活血。

西药：呋塞米 40～80mg，静滴，每天 1～2 次；碳酸氢钠片 1 片，每天 3 次，每次 2 片。

中药处方：麻黄 9g，生石膏 20g（先煎），白术 12g，泽泻 18g，茯苓 15g，厚朴 10g，山药 15g，芡实 30g，大腹皮 15g，猪苓 15g，牵牛子 8g，桃仁 10g，红花 10g，生地黄 20g。4 剂，水煎服，日 1 剂，分 3 次口服。

2015 年 7 月 27 日二诊：服上药后尿量增加，水肿逐渐缓解，大便调，恶心、乏力改善，饮食正常，一般情况稳定，尿量在

3000mL/d 左右。血肌酐 295μmol/L，二氧化碳结合力 20mmol/L，血钾 4.9mmol/L。尿常规：尿蛋白（±）。

处方：黄芪 30g，山茱萸 15g，党参 15g，茯苓 15g，丹参 20g，黄精 30g，女贞子 15g，苍术 15g，厚朴 10g，山药 15g，芡实 30g，沙苑子 15g。5 剂，水煎服，日 1 剂，分 3 次口服。

患者服上药后逐渐进入多尿期，尿量在 2500 ～ 3500mL/d，饮食正常，一般情况稳定。血肌酐 112μmol/L，二氧化碳结合力 22mmol/L，血钾 4.7mmol/L。尿常规：尿蛋白（-），暂停中药。

【按】第 1 例患者基础病为膜性肾病，特点是大量蛋白尿、高凝倾向，易于并发血栓及特发性肾衰。该患者发病前入量少，有外感因素，从而诱发肾前性肾衰，临床表现为无尿、恶心、干呕、乏力、腰酸不适、下肢重度浮肿、纳眠不佳、大便溏、舌红、苔黄腻、脉沉细等表现，辨证符合脾虚湿困，邪毒内侵，予健脾补肾、清热解毒为法。药后尿量逐渐增多，癃闭缓解，肾功能亦逐渐好转。第 2 例患者既往无肾脏基础病，因年龄较大，肾毒性药物应用时间较长而出现急性肾衰，中医辨证为风水相搏，以疏风清热、宣肺行水为法，效如桴鼓。

尿路感染

尿路感染是指尿路内有大量致病微生物繁殖而引起的尿路炎症，以细菌性尿路感染为最常见，临床上尿路感染指的是尿路的细菌性感染。尿路感染临床表现可轻可重，膀胱炎表现为尿频、尿急、尿痛；急性肾盂肾炎除尿路刺激征阳性外，还有发热、腰痛等症。尿路感染是所有细菌性感染中最常见的一种。我国普查统计，其发生率占人口的 0.91%，女性发病率更高达 2.05%。据欧洲透析和移植中心统计，慢性肾盂肾炎占慢性肾衰透析患者的20%，仅次于肾小球肾炎。

一、病因病机

尿路感染可归属于中医学的"淋证""腰痛"等范畴。过食辛热肥甘之品，或下阴不洁，秽浊之邪侵入膀胱，酿成湿热；或外感风寒湿邪入里化热，下注膀胱；或病属他脏传入膀胱等，导致湿热蕴结于膀胱。年老、久病、劳倦过度、房事不节损及脾肾，耗气伤阴，导致脾肾气虚、肾阴亏耗。七情郁结，肝失疏泄，气失条达，导致肝郁气滞。膀胱湿热、脾肾两虚、肾阴亏耗、肝郁气滞均可导致膀胱气化不利，小便频急涩痛，发为淋证。若湿热之邪犯于肾可见腰痛。湿热内盛、正邪相争可见寒热往来、口苦、呕恶，热伤血络可见血尿。其病理基础是膀胱湿热，气化失调，以肾虚、脾虚为本，其中尤以肾为主，湿热、气滞为标。病位涉及肾、膀胱、脾、肝。淋证初起，多较易治愈。若日久不愈或反复发作，可以演变为劳淋，并可进一步发展为"关格""虚劳"等严重疾患。

鞠建伟教授认为，临床上湿热下注及肾虚类型多见，前者多见于老年人，特别是老年男性，后者多见于年轻人。

尿路感染初起，多以膀胱湿热、肝郁气滞等标实证为主要表现，随着病程进展，可渐伤正气，出现阴虚湿热、气虚湿热等本虚标实、虚实夹杂证候。青壮年患者多以邪实为主，老年或久病患者往往表现为虚实夹杂。因此，当分辨虚实。邪实为主者，当以"实则泻之"为原则，随症给予清热利湿行气；本虚为主者，当以"虚者补之"为原则，酌情益肾滋阴健脾。虚实夹杂者，当分辨标本缓急，分别予以"急则治标""缓则治本"和"标本兼治"。

二、诊断与鉴别诊断

1. 诊断标准

（1）正规清洁中段尿（要求尿停留在膀胱中 4～6 小时以上）细菌定量培养，菌落数 $\geq 10^5$/mL，两天内应重复培养 1 次。

（2）参考清洁离心中段尿沉渣检查，白细胞>10/Hp，或有尿路感染症状者。

具备（1）（2）可以确诊。如无（2）则应再做尿菌计数复查，如仍 $\geq 10^5$/mL，且两次的细菌相同，可以确诊。

（3）或做膀胱穿刺尿培养，如细菌阳性（无论菌数多少），亦可确诊。

（4）尿细菌数在 $10^4 \sim 10^5$/mL 之间者应复查，如仍为 $10^4 \sim 10^5$/mL，需结合临床表现进行诊断或做膀胱穿刺尿培养进行确诊。

2. 鉴别诊断

（1）上下尿路感染鉴别：尿抗体包裹细菌检查阳性者，多为肾盂肾炎，阴性者多为膀胱炎。膀胱灭菌后的尿标本细菌培养结果阳性者为肾盂肾炎，阴性者多为膀胱炎。参考临床症状，有发热（>38℃）或腰痛、肾区叩击痛，或尿中有白细胞管型者多为肾盂肾炎。

（2）慢性肾盂肾炎鉴别：尿路感染病史在 1 年以上，经抗菌治疗效果不佳，多次尿细菌定量培养均阳性或频繁复发者，多为慢性肾盂肾炎。经治疗症状消失后，仍有肾小管功能（尿浓缩功能等）减退，能排除其他原因所致者为慢性肾盂肾炎。

（3）与其他疾病鉴别

1）全身性感染疾病：有些尿路感染的局部症状不明显，而全身急性感染症状较突出，易于误诊为流行性感冒、疟疾、败血症、伤寒等发热性疾病。如能详细询问病史，注意尿路感染的局部症状及肾区叩击痛，并做尿沉渣和细菌学检查，不难鉴别。

2）急腹症：有些病者可无尿路感染的局部症状，而表现似急腹症，如发热、血白细胞增高、腹部局限性疼痛等，易误诊为急性阑尾炎、女性附件炎等。通过详询病史及做尿沉渣和细菌学检查，则可鉴别。

3）肾结核：有些尿路感染以血尿为主要表现者易误诊为肾结核，但肾结核膀胱刺激征更突出，晨尿培养结核杆菌阳性，尿沉渣可找到抗酸杆菌，而普通细菌培养为阴性。静脉肾盂造影可发现肾结核病灶 X 线征，部分患者可有肺、附睾等肾外结核，可资鉴别。但要注意肾结核常与普通尿路感染并存。普通尿路感染经抗菌药治疗后，仍残留有尿路感染症状或尿沉渣异常者，应高度注意肾结核的可能性。

4）尿道综合征（尿频–排尿困难综合征）：患者虽有尿频、尿急、尿痛，但多次检查均无真性细菌尿，可资鉴别。其诊断标准应具备下列三条：①女性患者有明显的排尿困难、尿频，但无发热、白细胞增高等全身症状。②多次尿细菌培养，菌落数 $<10^5$/mL。③尿中红、白细胞增加不明显，<10个/HP。

尿路感染的常见并发症主要有肾乳头坏死、肾周围脓肿、肾盂肾炎并发感染性结石、革兰阴性杆菌败血症等。

三、辨治要点

（一）分型论治

1. 膀胱湿热

证候：小便频急不爽，尿道灼热刺痛，尿黄浑浊，小腹拘急，腰痛，恶寒发热，大便干结，舌红，苔黄腻，脉滑数。

治则：清热利湿通淋。

方药：八正散加减。车前草 12g，萹蓄 12g，瞿麦 12g，滑石 15g，大黄 6g，栀子 9g，甘草 6g，石韦 15g，白花蛇舌草 18g，珍珠草 18g，荠菜 15g。

加减：大便秘结、腹胀者，可重用生大黄，并加枳实、厚朴以通腑泄热；若伴见寒热、口苦呕恶者，可合小柴胡汤以和解少阳；若湿热伤阴，去大黄，加生地黄、知母以养阴清热；尿血者选加大蓟、小蓟、白茅根以清热止血。

2. 肾阴亏虚

证候：尿频不畅，腰酸乏力，午后低热，口干咽燥，舌质红，苔薄黄，脉细数。

治则：滋养肾阴。

方药：六味地黄汤加减。熟地黄 15g，山茱萸 12g，山药 15g，泽泻 12g，牡丹皮 12g，茯苓 15g，蒲公英 15g。

加减：骨蒸潮热者，加青蒿、鳖甲清虚热，退骨蒸；若眼睛干涩，加枸杞子、菊花滋肝清热明目；湿热内蕴者，加车前子、赤小豆、猪苓、石韦、金钱草清热利湿；结石，加金钱草、鸡内金、海金沙通淋排石。

3. 脾肾气虚

证候：尿频，余沥不净，少腹坠胀，遇劳则发，腰酸，神疲乏力，面足轻度浮肿，面色苍白，舌质淡，苔薄白，脉沉细或细弱。

治则：健脾补肾。

方药：无比山药丸加减。淮山药 15g，肉苁蓉 12g，生地黄 15g，山茱萸 12g，菟丝子 15g，黄精 15g，茯苓 15g，珍珠草 15g，泽泻 12g，荠菜 15g。

加减：脾虚气陷、肛门下坠、少气懒言者，重用党参、黄芪、白术、升麻健脾补气，升阳举陷；面色苍白、手足不温、腰膝无力、舌淡苔白润、脉沉细数者，少佐淫羊藿、肉桂（焗）等温补肾阳；夹瘀者，加丹参、赤芍等活血化瘀；湿热明显者，加珍珠草、蒲公英、车前子、土茯苓清热利湿。

4.肝郁气滞

证候：小便涩滞，淋沥不尽，少腹满痛，苔薄白，脉多沉弦。

治则：疏肝解郁，利气疏导。

方药：沉香散加减。沉香6g，橘皮6g，当归12g，白芍15g，石韦15g，滑石18g（包煎），王不留行15g，甘草6g。

加减：胸闷胁胀，加乌药、小茴香疏通肝气；日久气滞血瘀者，加红花、赤芍、川牛膝活血行瘀。

（二）临证心得

1.肾虚为本

"邪之所凑，其气必虚"。中医学认为，疾病的发生必有其内在的因素。《伤寒论》第111条云："阴虚小便难。"《诸病源候论》云："诸淋者，由肾虚而膀胱热故也。"清代医家尤怡云："诸淋者，由肾虚而膀胱热也。肾气通于阴，阴，津液下流之道也。膀胱与肾为表里，为津液之府。肾虚则小便数，膀胱热则水下涩。数而且涩，则淋漓不宣，故谓之淋。"可见，淋证的急性发病、预后和转归与肾虚密切相关。若淋证失治误治，邪气伏内，久则肾气阴亏虚，正虚邪实，邪正消长，致病程缠绵难愈，而发为"劳淋""关格""虚劳"，故淋证以"肾虚"为本。

2.清热利湿贯穿始终

鞠建伟教授认为，尿路感染根据病程长短和证候虚实不同可分为急性期和缓解期。

（1）急性期：以突发尿频、尿急、尿痛、腰痛、尿血或脓尿，并伴恶寒发热，或寒战高热、疲乏为特征。相当于西医学的急性膀胱炎、急性肾盂肾炎、慢性肾盂肾炎急性发作。此期病机多为湿热下注膀胱或瘀热蓄于膀胱。正如《景岳全书·淋浊》所云："淋之初病，则无不由乎热剧，无容辨矣。"其发病又与感受外邪有关。治疗以清利湿热为基本大法。证属热淋者，以八正散为基本方清热利湿；症见尿血，属血淋者，以小蓟饮子为基本方清热通淋，凉血止血；如兼外感风热表证，可合银翘散加减以疏风清热；如邪在半表半里，可合小柴胡汤以和解表里。

（2）缓解期：以神疲乏力，腰膝酸软，小便淋沥涩痛、时轻时重为特点。相当于西医学的复发性、复杂性尿路感染，慢性肾盂肾炎症状缓解时。此期病机多为肾虚、膀胱湿热。下焦湿热久羁，未能清除，致肾阴受损，日久及阳。治疗需权衡虚实，随证损益，采用清热利湿或补益为主，药用六味地黄丸合八正散为基本方加减，不必囿于"淋证忌补"之说。正如《医宗粹言·淋闭》所云："殊不知邪气蕴结膀胱者，固不可补。若气虚则渗泄之气不行，必须参、芪补气；血虚则不得滋润疏通，必须归、地补血。大抵肾虚宜补肾，以四物汤加知柏，或煎下滋肾丸；若气虚而下不得通者，宜补而升之。"

3. 理气活血

金元以后的医家比较注意气血郁结在淋证发病中的意义，强调理气活血药对该证的治疗作用。"津液之逆顺，皆一气之通塞为尔"。七情郁结，或失治误治，邪气内伏，久则伤肾，肾气受损，水不涵木均可导致肝失疏泄，气机不畅，膀胱气化不利而发为淋证。"小便者，血之余也。血既充满，则滋溲下润，自然流通"。急性尿路感染存在血瘀证，可致病菌侵入下尿路，引起局部组织变性坏死，炎性充血，形成局部瘀血。"阳络伤则血外溢，阴络伤则血内溢"，或表现为尿血，或表现为瘀血内阻的证候。尿路感染迁延不愈时，由于抗原与抗体结合形成免疫复合物，活化补体，可引起肾脏组织病变。病理解剖可见肾盂肾盏黏膜充血、水肿，显微镜下可见肾间质因炎症而形成的瘢痕，符合中医"久病致瘀"之说。又"气为血之帅"，气行则血行，气郁则血瘀，且久病则瘀，尿路感染迁延不愈，可致血瘀。故临床上不必等固定性刺痛、舌质瘀紫、脉涩或结代等瘀血表现，就可在原方基础上适当投入活血化瘀之品。

鞠建伟教授临床上多在原方基础上选择一两味理气、活血药物，以通为用。研究表明，枳实、木香、乌药、沉香、陈皮等理气药有调整尿道平滑肌功能、减少残余尿和帮助利湿药物冲洗的作用，对防治尿路感染有特别的意义。活血化瘀药，如桃仁、红花、丹参、赤芍、蒲黄等，可增加肾血流量，提高肾小球滤过率，增加尿量，加强尿路细菌的排泄，并可促进肾脏局部血液循环，使病灶内抗菌药物浓度提高，临床上可辨证酌加。

四、验案精选

案 1

张某，女，25 岁，2015年6月26日初诊。病历号：3361210120。

主诉：尿频、尿急、尿痛、肉眼血尿 1 天。

病史：患者昨日出现尿频、尿急、尿痛、肉眼血尿。

症见恶心、小腹不适、尿频、尿急、尿痛、血尿、大便干结。舌红，苔黄腻，脉滑数。查尿常规：白细胞 15/HP。

西医诊断：尿路感染。

中医诊断：血淋。

治则：清热利湿通淋。

方药：八正散加减。车前草 12g，萹蓄 12g，瞿麦 12g，滑石 15g，大黄 10g，栀子 9g，甘草 6g，石韦 15g，白花蛇舌草 18g，茜草 15g，延胡索 12g。3 剂，水煎服，日 1 剂，分 3 次口服。

二诊：药后尿路刺激征明显减轻，无发热、腰痛，舌红苔黄，脉滑数。尿常规：白细胞（±）。

上方继服3剂，症状消失。

案2

李某，男，62岁，2015年4月26日初诊。病历号：3361208120。

主诉：前列腺术后两个月，反复尿频、尿急、排尿不适两周。

病史：患者两个月前因排尿困难、尿潴留行前列腺环切术，术后尿频明显减轻，近两周逐渐出现尿频、尿急、尿痛、尿频不畅。

症见尿频、尿急、排尿不畅。平时腰酸乏力，午后潮热，口干咽燥，舌红，苔薄黄，脉细数。查尿常规：白细胞（±）。

西医诊断：尿路感染。

中医诊断：淋证；劳淋。

治则：滋养肾阴。

处方：六味地黄汤加减。熟地黄15g，山茱萸12g，山药15g，泽泻12g，牡丹皮12g，茯苓15g，蒲公英15g，栀子12g，益智仁30g，麦冬10g，车前草25g。7剂，水煎服，每日3次口服。

二诊：尿路刺激征明显减轻，尿频、排尿困难好转，腰酸乏力、口干咽燥等好转，舌质红，苔薄黄，脉细数。复查尿沉渣：白细胞（±）

方药同上。7剂，服法同前。

服上药后尿频、排尿不适症状消失，腰酸乏力、口干咽燥等好转，复查尿沉渣：白细胞（－）。停药，嘱患者多饮水，避免憋尿。

【按】第1例患者为湿热证，八正散加减；第2例患者为本虚标实，年纪大且长期前列腺增生，肾阴虚体质，治疗当补肾为主，仍需加用清热解毒类药物。因此，对于淋证患者，无论何种证型，清热利湿当贯穿治疗始终。湿重于热者，着重利湿通淋，在八正散基础上加用石韦、泽泻、猪苓等甘寒利水不伤阴之品。热重于湿者，着重清热解毒，在八正散基础上加用黄芩、黄连、黄柏、蒲公英、金银花、白花蛇舌草等，既可清热解毒，又有抗菌作用。根据温病学治疗湿热病的经验，在一派苦寒中药中加入一两味具有芳香健脾作用的中药如厚朴、木香等，可防止苦寒药物败胃；对于肝肾阴虚、脾肾气虚等，与西医学的慢性尿路感染类似，其发作期仍需清热解毒，清利湿热；对于病程较长者，可加用理气活血化瘀类药物，临床证实疗效较好。

尿路结石

一、病因病机

尿路结石是泌尿系统常见疾病，又称尿石症，是发生于泌尿系统的病理性矿化，包括肾结石、输尿管结石、膀胱结石和尿道结石。本病多发于青壮年，多数患者在 20～50 岁之间，男性多于女性。上尿路结石（肾结石、输尿管结石）男女之比约 3∶1，下尿路结石（膀胱结石、尿道结石）男女之比约为 6∶1，上尿路结石左右侧无明显区别，尿石主要由尿中难溶的无机盐、有机盐和酸组成。多数为混合性成分的结石，含钙结石最常见，草酸钙结石占结石的一半以上。中医文献中无尿路结石的病名记载，根据其临床表现，散见于"腰痛""血淋"等病之中，中医称之为"石淋"。

中医学认为，本病因感受外邪、饮食不节、情志失调、劳倦过度，致湿热蕴结、气滞血瘀而发；也有因虚致结石者，如肾阴不足，阴虚内热，煎熬水液，尿液凝固，日积月累，结为砂石。本病病位在膀胱与肾，与肝脾相关。基本病机为湿热蕴结下焦，肾与膀胱气化不利。结石内阻，气滞血瘀，不通则痛，故见腰腹疼痛；膀胱气化不利，则见尿急、尿频、涩痛；若膀胱湿热，灼伤血络，迫血妄行，血随尿出，以至小便涩痛有血，乃成血淋。

本病病理性质有实、有虚，且每见虚实夹杂之证。初起多属实证。石淋日久湿热伤正，每致脾肾两虚，由实转虚。如邪气未尽，正气渐伤，或虚体受邪，则成虚实夹杂之证。

二、诊断与鉴别诊断

（一）临床表现

1. 肾结石和输尿管结石

（1）疼痛：一般为患侧的隐痛和钝痛，急性嵌顿梗阻时可突发绞痛，从腰部沿输尿管向会阴部放射，持续数分钟到几小时不等。输尿管下段结石可出现尿频、尿急等膀胱刺激征。

（2）血尿：多为疼痛发作时或发作后出现，为镜下血尿，部分患者呈肉眼血尿。

2. 膀胱结石

典型症状为排尿中断，并引起疼痛，放射至阴茎头部和远端尿道，多数患者平时有尿频、尿急、尿痛等膀胱刺激征和终末血尿。

3. 尿道结石

主要症状为排尿困难，排尿费力，可呈点滴状，有时出现尿流中断及急性尿潴留，排尿时有明显的尿痛，可放射至阴茎头部。后尿道结石有会阴和阴囊部疼痛。

（二）体征

1. 肾结石和输尿管结石

（1）肾区叩击痛及压痛：绞痛发作时病侧肋脊角可有压痛和

叩击痛，有时局部肌紧张。无梗阻的病例，体检可无阳性体征或病区有轻度叩击痛。

（2）腰部肿块：如结石合并重度肾积水，可在腰腹部触及囊性肿物；伴有感染者，局部有明显压痛。

（3）腹部压痛：输尿管中段结石和下段结石可有腹部相应部位压痛。

（4）扪及结石：女性患者偶可在阴道穹隆部触及输尿管下段的较大结石。

2. 膀胱结石和尿道结石

体征多不明显，尿道结石有时在阴茎或直肠指检时可能触及。

（三）辅助检查

1. X 线检查

X 线泌尿系检查是肾、输尿管结石诊断的主要依据，可以明确结石的具体情况及其对肾脏造成的影响和损害。

（1）泌尿系平片：95% 以上结石能在平片中发现。

（2）排泄性尿路造影：可显示结石位置以及肾脏结构和功能改变，有无积水和整个尿路情况，对治疗方法的选择有帮助。

（3）逆行输尿管肾盂造影：当排泄性尿路造影不能显示肾盂、输尿管，或输尿管梗阻原因未明时可采用，逆行输尿管肾盂造影可显示肾输尿管充盈缺损及输尿管结石梗阻的位置。

2. B 型超声检查

作为初步诊断可发现结石，对阴性结石尤为适用。但对没有声影的"强回声团"，X 线平片也不能确认时，不能判定为结石。

3. CT 检查

对 X 光不显影的尿酸结石 CT 可以确诊，螺旋 CT 三维成像可对结石立体成像，了解肾积水、肾实质厚度、合并疾病，间接判断肾功能。

4. 怀疑输尿管下段结石

膀胱镜逆行插管失败可行输尿管镜检，以明确诊断。

（四）鉴别诊断

1. 急性阑尾炎

有下腹明显而固定的压痛是其最主要的临床症状，70% 的患者有转移性右下腹疼痛的表现。疼痛多为持续性钝痛，呈逐渐加剧。梗阻性阑尾炎也有绞痛，常表现为麦氏点压痛、反跳痛及肌紧张，常见血象升高，尿常规一般无异常。右侧输尿管中、下段结石绞痛发作时，一般无转移痛病史，无反跳痛及肌紧张，而有向下的放射痛及肾区叩痛，尿常规检查常有白细胞和红细胞。

2. 胆囊炎、胆石症的胆绞痛

胆绞痛发作时，一般向右侧肩背部放射，血象升高，常伴有畏寒、发热，有时出现黄疸，胆囊区有压痛，墨菲征阳性。右侧肾绞痛，有向下放射痛，不会有肩胛部放射痛，无畏寒、发热，肾区有叩痛，墨菲征不明显。肾绞痛时常出现血尿，而胆绞痛时无血尿。

3. 肾结核

肾结核的血尿特点为进行性加重的尿频、尿急、尿痛伴血尿，多为终末血尿。有结核病史及中毒症状，尿沉渣抗酸染色可查到抗酸杆菌。排泄性尿路造影可发现肾区内的浸润破坏灶。

4. 肾肿瘤

其特征是无痛性间歇性全程肉眼血尿，有血块在输尿管造成梗阻时，可出现肾绞痛。影像学检查可明确诊断。

（五）常见并发症

1. 尿毒症

由于上尿路结石梗阻性肾积水可导致肾功能不全，临床又称为梗阻性肾病。

2. 无尿

常由双侧输尿管结石造成完全性梗阻性肾积水所致，膀胱呈空虚状态，可并发急性肾衰竭。

3. 并发感染

常出现发热、脓尿、肾积脓。

三、辨治要点

（一）西医治疗

1. 一般治疗

大量饮水，每日1500～3000mL，保持每日尿量在2000mL以上。

2. 药物治疗

主要用于并发症，目的是解除疼痛，防止感染，祛除结石，保护肾功能，防止复发。

3. 手术治疗

经皮肾镜、输尿管镜、膀胱镜等手术近年应用较多，其具有创伤小、出血少、恢复快等优点。如体外冲击波碎石术（E5WL），需联系泌尿外科。其适应证广，从小的肾结石至复杂的肾结石、输尿管结石以至膀胱结石、尿道结石都可治疗。肾结石在2.5cm以下，输尿管结石横径1cm以下并停留时间少于3个月，排除严重肾盂积液或多囊肾患者，优先选用本法行原位碎石。

ESWL后输尿管"石街"形成可用化瘀通淋法治疗1周。常用方药包括牛膝、鳖甲、川芎、大黄、滑石、王不留行、金钱草、海金沙、木通、虎杖、甘草等。

肾结石较小者或体外冲击波碎石术后可适当跳动，肾下盏结石可适当采用倒立或臀高腰低位促进排石。

4. 饮食调节

避免饮酒，避免进食含钙、草酸成分丰富的食物，避免高糖、高动物蛋白、高动物脂肪食物，尿酸结石不宜服用高嘌呤食物如动物内脏，宜食用含纤维丰富的食物。

（二）中医辨证论治

尿路结石首先应对症治疗，如绞痛发作时用止痛解痉药。若合并感染或梗阻，应根据具体情况控制感染和解除梗阻，防止肾功能损害。治疗上应按结右的大小、部位、尿路有无积水、感染、对侧肾功能及全身情况做出方案，原则上对小于0.6cm，近期有移动或绞痛，肾积水较轻及肾功能尚好者，可考虑中药排石。否则应结合体外震波碎石或其他疗法，以及早解除梗阻，保护肾功能。

1. 气滞血瘀

证候：腰部隐痛、钝痛，溺时小便突然中断，疼痛剧烈，上连腰腹，砂石排出后疼痛即缓解；或腰腹部疼痛如绞，痛引少腹，频频发作，痛时面色苍白，冷汗出，呕恶，伴血尿或尿色黄赤，舌暗红或有瘀斑，脉弦紧或缓涩。

治则：行气化瘀，通淋排石。

代表方剂：石韦汤加减。

常用药物：金钱草、车前子、石韦、牛膝、王不留行、川芎、虎杖、冬葵子、滑石。

2. 湿热下注

证候：恶寒发热，腰痛，少腹急满，小便频数短，溺时涩痛难忍，淋沥不爽，苔黄腻，脉弦滑或滑数。

治则：清热利湿，通淋排石。

代表方剂：八正散加减。

常用药物：金钱草、车前子、木通、滑石、大黄、瞿麦、甘草、牛膝、萹蓄、栀子。

3. 肾阴虚

证候：头昏耳鸣，腰酸腿痛，小便淋沥或不爽，失眠多梦，时有低热，心悸气短，五心烦热，盗汗，眼干或涩，腹胀便秘，纳差，舌红，少苔，脉细数。

治则：滋补肾阴，通淋排石。

代表方剂：六味地黄丸加味。

常用药物：熟地黄、山茱萸、淮山药、泽泻、茯苓、丹皮、灯心草、瞿麦、牛膝。

4. 肾阳虚

证候：腰腿酸重，精神不振，全身怕冷，四肢欠温或下半身常有冷感，尿频或小便不利，夜尿多，面色㿠白，舌淡，苔白，脉沉细弱。

治则：温补肾阳，通淋排石。

代表方剂：肾气丸加减。

常用药物：熟地黄、熟附子、丹皮、茯苓、泽泻、肉桂、山茱萸、杜仲、牛膝、琥珀末。

四、验案精选

案 1

张某，男，32 岁，2014 年 8 月 26 日初诊。病历号：3201200015。

主诉：左侧腰腹痛、排尿困难半天。

病史：患者就诊前夜间突然出现左侧腰痛，牵及小腹部，伴尿频、排尿困难、恶心。

症见腰痛，少腹急满，小便频，排尿不适，淋沥不尽。左肾区叩击痛，舌苔黄腻，脉弦滑。泌尿系彩超：左肾积水，集合系统分离约 1.1cm，输尿管上段轻度扩张。尿沉渣：红细胞满视野，白细胞（±）。

西医诊断：尿路结石。

中医诊断：血淋。

治则：清热利湿，通淋排石。

处方：八正散加减。车前草 12g，萹蓄 12g，瞿麦 12g，茯苓 15g，大黄 10g，栀子 9g，鸡内金 25g，石韦 15g，海金沙 15g，金钱草 15g，延胡索 12g，桃仁 10g。3 剂，水煎，日 1 剂，分 3 次口服。嘱多饮水，勤排尿，做跳绳等动作。

2014 年 8 月 29 日二诊：服药 3 剂后尿路刺激征明显减轻，排尿通畅。查体：左肾区无叩击痛，舌红，苔黄，脉滑数。复查尿沉渣：白细胞（±）。上方适当加用理气活血药物。

处方：车前草 12g，萹蓄 12g，瞿麦 12g，茯苓 15g，金钱草 25g，石韦 15g，川牛膝 15g，王不留行 20g，川芎 15g，海金沙 15g，延胡索 12g，桃仁 10g。3 剂，水煎，日 1 剂，分 3 次口服。

药后腰腹痛缓解，2014 年 9 月 1 日复查双肾彩超：未见异常，尿沉渣（-）。

案 2

林某，男，55 岁，2014 年 7 月 12 日初诊。病历号：3201180010。

主诉：输尿管碎石术后两天，尿频、尿急、血尿 1 天。

病史：患者 1 周前因右侧腰痛、血尿就诊，泌尿系 CT 示右侧输尿管上段结石，大小约 1.1cm×1.6cm，行体外冲击波碎石后出现尿频、尿急、尿痛、肉眼血尿。

症见恶心，小腹不适，尿频，尿急，尿痛，血尿，大便干结。舌红苔黄，脉滑数。彩超提示：双肾无积水，集合系统分离 0.8cm，输尿管无扩张。查尿沉渣：白细胞 9/HP。

西医诊断：体外碎石术后石街形成？泌尿系感染。

中医诊断：血淋。

治则：清热利湿通淋。

处方：八正散加减。牛膝 15g，川芎 12g，大黄 12g，滑石 30g（包煎），王不留行 25g，金钱草 30g，海金沙 15g，虎杖 15g，甘草 12g，栀子 12g，1 次，分甘草 6g，石韦 15g，茜草 15g，延胡索 12g。5 剂，水煎服，每日 1 剂，分 3 次口服。

二诊：药后尿路刺激征明显减轻，有泥沙样杂质排出，排尿通畅。查体：双肾区无叩击痛，舌红，苔黄，脉滑。复查尿沉渣：白细胞（±）。

上方继服 3 剂，症状消失。

【按】石淋多以急则治其标为主，临床观察证实，中药对肾盂、输尿管结石，特别是直径在 8mm 以下的小结石效果明显。如果患者年龄较轻，无论体质如何，均可八正散加减。第 1 例患者为湿热证，治以八正散加减。第 2 例患者考虑输尿管碎石术后石街形成。对于淋证患者，无论何种证型，清热利湿当贯穿治疗始终。湿重于热者，着重利湿通淋，在八正散基础上加用石韦、泽泻、猪苓等甘寒利水不伤阴之品。尿路结石治疗后期应加用理气活血类药物，因结石日久，伤气耗血，此类药物兼有理气、止痛、化瘀作用，有利于病情恢复。

糖尿病肾脏病

糖尿病（diabetic mellitus，DM）是由遗传和环境因素共同作用而引起的以糖代谢紊乱为主要表现的临床综合征，以慢性高血糖为主要共同特征。高血糖主要因机体胰岛素分泌和（或）

胰岛素作用存在缺陷所致。2007年2月，美国国立肾脏病基金（National Kidney Foundation）发表的《糖尿病及慢性肾脏病临床实践指南及专家建议》指出，既往临床常用的diabetic nephropathy（DN）这一专业术语应被糖尿病肾脏病（diabetic Kidney disease，DKD）所替代。糖尿病肾脏病为糖尿病的主要微血管病变，是糖尿病最常见的并发症，也是糖尿病患者死亡原因之一。由于受地理、社会经济、生活习惯以及种族特征等因素的影响，糖尿病的患病率存在很大差异。近期资料表明，我国人群中糖尿病和糖耐量减低（IGT）的患病率分别为3.63%和4.19%，其中有糖尿病家族史者为2.85%和3.68%。美国、日本及许多西欧国家的统计资料表明，糖尿病肾脏疾病已成为终末期肾脏病首位病因。目前在我国，导致终末期肾衰竭的常见病因依次为慢性肾小球肾炎、间质性肾炎、高血压病及糖尿病肾脏疾病。糖尿病肾脏疾病约占终末期肾衰竭患者总数的5%，其发病率亦呈上升趋势。

一、病因病机

中医虽无糖尿病肾脏病的病名，但糖尿病肾脏病的原发病是糖尿病，属于中医学"消渴"范畴。消渴之名，首见于《素问·奇病论》。根据病机及症状的不同，《黄帝内经》还有"消瘅""肺消""膈消""消中"等名称。认为五脏柔弱、过食肥甘、情志失调是引起消渴的原因，而内热是其主要病机。汉·张仲景《金匮要略》列消渴专篇，并最早提出治疗方药，有白虎加人参汤、肾气丸等。隋·巢元方《诸病源候论·消渴候》论述了并发症："其病变多发痈疽。"刘河间对其并发症作了进一步论述，《宣明论方·消渴总论》说，消渴"可变为雀目或内障"。明·戴思恭《证治要诀》提出上、中、下之分类。清·沈金鳌《杂病源流犀烛·消源流》云："有消渴后身肿者，有消渴面目足膝肿，小便少者。"记述了消渴日久及肾，而出现水肿等症状。

糖尿病肾脏病是由糖尿病失治、误治或治不得法发展而来的严重微血管并发症，多为本虚标实证，病机复杂多变。临床辨证多属脾肾两虚，五脏受损，三焦阻隔，湿浊瘀血交阻，变证丛生。

1. 肾虚

中医学认为，消渴的病因，首先与身体素质有关。先天禀赋不足、五脏虚弱，尤其是肾脏素虚是该病发病的内在基础。如《灵枢·无变》指出："五脏皆弱者，善病消瘅。"其次，饮食不节、贪食肥甘厚味、劳倦内伤是导致本病的直接因素。如《素问·奇病论》谓："此人必数食甘美而多肥也，肥者令人内热，甘者令人中满。故其气上溢，转为消渴。"七情失调、五志过极、劳欲过度对消渴的发生也有重要影响。以上诸多因素导致阴虚燥热而发为消渴，病变主要涉及肺、胃（脾）、肾三脏，尤以肾脏为主。如《石室秘录·四伤门》指出："消渴之证，虽分上、中、下，而以肾虚致渴，则无不同也。"

随着病程的迁延，病情的进展，在酿成糖尿病肾脏病的漫长过程中，燥热之邪伤津耗气日久，伤及脾肾，致气阴两虚；病变后期阴损及阳，阳气生化不足终成阴阳俱虚之证。当糖尿病病变累及肾脏时，中医辨证大多已属阴阳两虚阶段。故糖尿病肾脏病始于肺、胃阴虚燥热，最终形成肾亏阴阳两伤。这一系列病机的发展过程，反映了糖尿病肾脏病是一个由轻转重、由浅入深、"五脏之伤穷必及肾"的慢性演变过程。上述认识与糖尿病最终发展成糖尿病肾脏病的病理进程相吻合。

肾为水脏，主藏精，为封藏之本。消渴日久及肾，肾虚不足，失于封藏，精关不固，精微下泄而形成蛋白尿。蛋白尿的出现是糖尿病肾脏病的临床诊断标志。肾阳虚弱，失其主水之职，不能蒸腾，膀胱气化不行，水道不畅，故小便不利；水湿内停而泛滥周身，则出现水肿等症状。正如《圣济总录》所云："消渴病日久，肾气受伤。肾主水，肾气虚衰，气化失常，开阖不利，水液聚于体内出现水肿。"水肿的出现常是糖尿病肾脏病病情加重的重要标志。阳虚失于温煦而见畏寒肢冷、面色㿠白、手足心热、腰膝酸软、口干欲饮、耳轮干枯、形体消瘦等阴亏之症；肾脏虚弱，先天衰竭，脾气亦虚，后天气血化源匮乏，诸脏皆失其充养，故见肢体倦怠、乏困无力、面色萎黄、心悸气短等；舌淡苔白、脉沉细弱皆为阴阳俱虚之象。可见，糖尿病肾脏病是以肾虚为中心、阴阳气血俱损为基本病机的病证。

2. 脾虚

脾虚是糖尿病肾脏病的重要表现，消渴之人多过食膏粱厚味、炙煿之品，或过食辛辣、饮酒过度等。患病之后，多误用寒凉之品或饮水量多，更伤脾胃。久病耗伤，脾脏虚损，脾肾同病。"肾为水火之宅"，内寄真阴真阳。肾精充足，气血旺盛，脏腑功能才能健全。脾（胃）居中焦，后天水谷精微通过脾胃运化作用而布达周身，濡养脏腑组织。脾主运化，水谷精微需肾中阳气的温煦，肾中之精气亦依赖后天水谷精微的不断补充与化生。脾肾两脏互滋互养，相互为用。"脾气不足，津液不生，故渴欲饮"。脾虚气血生化不足，阴精亏虚，脏腑组织失去濡养，则见肌肉消瘦、疲倦乏力、贫血；脾虚湿浊内停，则见浮肿；"五脏六腑之血，全靠脾气统摄"，脾统摄失司，脾不升清，精微下泻，则见尿浊；消渴之病"久久不治，气尽虚"，气为血帅，气虚则无力推动血液运行，瘀血因而形成。

3. 瘀血

瘀血不仅是糖尿病肾脏病的主要病理基础，而且贯穿糖尿病肾脏病的始终。糖尿病肾脏病病程长，"久病入络""气滞血瘀""久病多瘀"。瘀阻肾络，精气不能畅流，壅而外溢，常使蛋白尿顽固难消。瘀血内阻，经脉不利，则见舌质紫暗或瘀斑、舌下静脉曲张、脉涩沉迟等。"瘀血化水，亦发水肿，是血瘀而兼水也"。瘀血的发生与气滞、久病、阴血虚等相关。阴血虚一则脉道不充，一则阴虚火旺，煎灼津液成瘀；"气温则血滑，气寒则血凝"（《仁斋直指方》）。"血与水，上下内外，皆相济而行，故病血者，未尝不病水；病水者，亦未尝不病血也"（《活血化瘀专辑》）。《黄帝内经》亦有"孙络外溢，则经有留血"之说。此外，肾失开阖，清浊不分，湿浊内壅或湿毒伤络，血行不畅，故而成瘀；湿浊郁而化热，"血受热则煎熬成块"。加之热灼津液，耗伤营血，以致血中津少，质黏而稠运缓而成瘀。"五脏之道，皆出于经隧，以行血气。血气不和，百病乃变化而生"（《素问·调经论》）。瘀血阻络，新血不生，无以营养脏腑经络，进一步导致脾肾固摄无权，气化不利，常见水肿、腰痛、高血压等症。糖尿病肾脏病晚期患者，瘀血征象更加明显，可出现面色黧黑，肌肤甲错，皮肤瘀斑，甚则（或）"血道不通，日大不休，俯仰不便，趋翔不能"（《灵枢·刺节真邪》），"颈脉动""腹筋起"及出血等症。临床上可见不同阶段的糖尿病肾脏病患者都有血液流变学异常及微循环障碍，其轻重程度常随病情的加重而表现得更加明显。因此，血瘀贯穿于糖尿病肾脏病发生、发展的全过程。

4. 湿浊

糖尿病肾脏病患者多有过食肥甘厚味的病史，伤及脾胃，化湿生痰，故多体胖、身重、困倦、嗜睡，同时伴有胆固醇、三酰甘油及低密度脂蛋白胆固醇明显升高。此类患者多见于糖尿病肾脏病早期，虽无浮肿、少尿症状，但却是造成瘀血的主要原因。有形之湿为患多与脾肾相关。"诸湿肿满，皆属于脾"。脾失健运，水湿内停。"气化不速而湿浸于外"（《金匮要略心典·痉湿暍病》）。肾阳不足，温煦气化功能失常，水液代谢和分清泌浊功能障碍，导致湿浊内留，清浊相混，出现尿少、尿浊，甚则尿闭。

5. 病变多虚实夹杂

糖尿病肾脏病是一种较为复杂的疾病，病程长，病根沉痼，病机错综复杂，证候变化多端，且大多屡经中西药治疗，每每虚实并见，寒热错杂，故鞠建伟教授认为，糖尿病肾脏病属本虚标实之证。本虚多为脾肾两虚，标实多湿浊毒邪内阻、气血瘀滞，虚实交互并存，互为因果。脾肾两虚出现一系列水液代谢紊乱及精微化生障碍，是贫血、乏力、消瘦、倦怠、纳差、腰膝酸软等虚证表现的主要根源，同时也是引起湿浊内停、气滞血瘀、甚至湿毒入血等实证表现的基础。阴虚与湿热常相互胶结，水与血也相互影响，相互瘀结。"水阻则气不行，血不行则为水"。水湿瘀互结进一步阻滞气机，损伤脾胃，破坏体内阴阳平衡，从而加重消化、吸收、排泄等体内代谢的紊乱，出现变证、危证。故治疗时应注意虚实的存在及两者的转化，分清正邪虚实，轻重缓急，祛邪不忘扶正，扶正不碍祛邪，以免犯虚虚实实之戒。

临证心得：鞠建伟教授认为，其病机为燥热阴虚日久耗气而致气阴两虚，病情发展由气及阳而见脾肾气（阳）虚，甚至出脏腑衰败，阴阳俱损，水浊毒生，而瘀血则贯穿疾病始终。其主要病机与糖尿病肾脏病病变分期有明显的对应性。早中期糖尿病肾脏病以气虚为主，或偏气阴两虚，或偏脾肾气虚，瘀水互结多为主要兼证；晚期则脏腑衰败，阳气虚衰，浊毒内生，瘀水交织，病情迁延难愈。鞠建伟教授强调，正虚以气虚为诸虚之本。临床用药，早期可以四君子汤、沙参麦冬汤加味，无燥热之象时主用黄芪。四君子汤平补脾肾之气；黄芪味甘性温，可补气温阳，消肿利尿；沙参麦冬汤滋阴润燥，其主要成分黄芪皂苷可提高机体免疫力，降血糖，减轻蛋白尿。糖尿病早期阴虚象明显时，可加用二至丸加强滋阴之力。女贞子甘苦凉，滋肾养肝；旱莲草甘酸寒，养阴益髓。两药相伍，平补肝肾。因旱莲草药性偏寒，临床见患者气（阳）虚之象明显时，不宜应用。中后期，脾肾阳虚之象渐著，可合金匮肾气丸加减，并少佐肉桂微微生火以生肾气；加用菟丝子精血并补，取阴中求阳之意。至脏腑衰败，浊毒内生，可以真武汤合二陈汤加味滋肾助阳，降浊化瘀，不可拘泥。

二、诊断与鉴别诊断

（一）临床表现

根据糖尿病肾脏病病理及生理演变过程，其多分为五期。

Ⅰ期：肾小球高滤过和肾脏肥大期。这时糖尿病肾脏受累的初期改变与高血糖水肿一致，血糖控制后可以得到部分缓解，此期没有病理组织学损伤。

Ⅱ期：正常白蛋白尿期。肾小球滤过率高出正常水平。肾小球病理改变表现为肾小球基底膜增厚，系膜区基质增多，运动后白蛋白排出率升高，休息后恢复正常。如果此期能良好地控制血糖，患者可以长期稳定于该期。

Ⅲ期：早期糖尿病肾脏疾病期。肾小球滤过率开始下降至正常水平。肾小球病理改变重于Ⅱ期，可出现肾小球结节样病变和小动脉玻璃样变。尿白蛋白排出率持续升高，被称为微量白蛋白尿，患者血压多升高。采用降压治疗，以及 ACEI 或 ARB 类药物，可以减少尿白蛋白的排出，明显延缓肾病进展。

Ⅳ期：临床糖尿病肾脏疾病期。病理上可出现典型的 K-W 结节、持续性大量白蛋白尿，约 30% 的患者可出现肾病综合征，肾小球滤过率明显下降。该期特点是尿蛋白不随肾小球滤过率下降而减少，部分患者还伴有镜下血尿和少量管型。患者一旦进入Ⅳ期，病情往往呈进行性发展。如不积极控制，肾小球滤过率平均每月会下降 1mL/min。

Ⅴ期：终末期肾衰竭。肾小球滤过率小于 15mL/（min·1.73m²）。尿蛋白量因肾小球硬化而减少，尿毒症症状明显，最终需要透析治疗。

（二）实验室与辅助检查

1. 测定血糖

测定血糖是诊断糖尿病的必要依据。空腹血糖≥7.0mmol/L，或随机血糖≥11.1mmol/L可诊断为糖尿病。

2. 糖化血红蛋白

糖化血红蛋白可反映取血前 2～3 个月的平均血糖状况，可弥补血糖测定只反映瞬时血糖值的不足，是监测糖尿病病情的重要指标。正常人糖化血红蛋白应在 4%～6%，糖尿病患者的糖化血红蛋白应控制在 6%～7%，超过 7% 就应该调整治疗方案。一般每 3 个月要测定 1 次。

3. 胰岛素水平

正常人空腹血浆胰岛素浓度为 5～25mμ/L。1 型糖尿病明显降低或测不出，2 型糖尿病可呈现高、正常和低的变化。测定结果显示，胰岛素水平低下并不一定就是胰岛功能衰竭，应同时注意是否存在升糖激素分泌不足等其他情况（如肾上腺皮质功能减退症等）。C 肽是从胰岛素原裂解后的肽链，测定 C 肽可评估胰岛 B 细胞分泌胰岛素的能力。正常人空腹血浆 C 肽水平为（0.32±0.14）mmol/L。C 肽是从肾脏清除的，在解释化验结果时要注意是否存在严重肾功能不全的情况。

4. 微量白蛋白尿的筛查

2 型糖尿病一经明确诊断即应开始微量白蛋白尿筛查。如果患者从前并无微量白蛋白尿，初次筛查后还应每年再做微量白蛋白尿检查，最好采集晨尿。至尿白蛋白排泄量 ≥ 30mg/d（相当于定时样本 20μg/min 或者随机样本的 30μg/min）即谓微量白蛋白尿。患者每天的尿白蛋白排泄量会存在显著差异，所以只有在 3 ~ 6 个月内 3 次尿检中 2 次白蛋白增多才能诊断微量白蛋白尿。

5. 尿沉渣

一般改变不显著，若有较多白细胞，提示并发尿路感染；若有大量红细胞，提示可能为其他肾小球疾病。至后期会出现肾功能减退。

（三）鉴别诊断

早期诊断糖尿病肾脏病可以使患者尽早接受正规治疗，对延缓甚至阻滞肾脏功能恶化具有重要意义。

1. 糖尿病肾脏病的早期诊断

微量白蛋白尿检测（μAER）在早期诊断中非常重要。研究表明糖尿病患者进入微量白蛋白尿阶段后，每年尿蛋白增长速度为 10% ~ 20%，10 ~ 15 年后进入显性肾病（2 型 DKD 这一时期较短）。因此，对于初次诊断的糖尿病患者，应常规尿检，即使在尿常规中尿蛋白阴性，也应专门做 μAER 检查，若在 3 个月 3 次检查中两次以上为微量白蛋白增高，则被确定为微量白蛋白尿，应及时治疗，以后还要定期随访；若 μAER 正常，则说明尚未进入隐匿性肾病阶段，但仍需要每半年至 1 年复查 1 次。

2. 糖尿病肾脏病的临床诊断标准

糖尿病并发肾脏损害（蛋白尿、肾小球滤过率下降等）是由多种情况造成的，虽然多为糖尿病肾脏病，部分糖尿病患者也可并发非糖尿病性肾脏病（NDRD），更少见的情况还有糖尿病肾脏病并发病。符合以下条件即可诊断糖尿病肾脏病：患者有多年糖尿病病史，有微量白蛋白尿，伴有高血压病和糖尿病其他并发症

（如糖尿病眼底损害），临床能除外其他肾脏病。通常不需要做肾活检。

3. 相关鉴别诊断

本病应与肾脏体积增大的肾脏病鉴别，如肾淀粉样变性病、多发性骨髓瘤肾损害等，因其有各自的临床特征故不难鉴别。难以鉴别的是糖尿病患者并发非糖尿病肾脏疾病：若2型糖尿病患者出现以下情况，则需要肾脏病理予以明确，是否存在或合并存在NDRD：①糖尿病起病距肾脏病的间隔时间短于5年。②肾小球源性血尿突出。③大量蛋白尿时血压正常。④急性肾损伤或急性肾病综合征。⑤出现显性蛋白尿时，血压正常，无糖尿病引起的其他器官损害。血肌酐上升显示糖尿病肾脏病的肾功能已严重减退，常为预后不良的提示。下列特点可作为与一般非糖尿病肾脏病肾衰竭鉴别诊断的参考：①蛋白尿相对较多。②肾小球过滤检查相对较高。③肾体积缩小相对出现较晚。④贫血出现较早。⑤心血管并发症较严重。

（四）治疗方案

早期正规治疗糖尿病，使血糖及糖化血红蛋白水平达标是防止糖尿病肾脏病发生的关键。如出现糖尿病肾损害，应参考肾损害分期，给予相应治疗，不宜应用激素、细胞毒药物或其他免疫抑制药。

1期：治疗重点仍为控制好血糖。血糖控制稳定后肾损害主要表现为肾小球滤过率增高，可以恢复。

2～3期：除控制血糖外，无论有无高血压，均应及时给予血管紧张素转换酶抑制剂（ACEI），或血管紧张素ATI受体阻滞药（ARB）治疗。必要时配合其他降压药，使血压下降达标（≤130/80mmHg）。第1～3期的积极治疗是延缓肾损害进展的关键。

4～5期：除治疗糖尿病外，主要是对症治疗，包括降血压、利尿消肿、调血脂等。发展到终末肾衰竭后，应进行肾脏替代治疗，包括血液透析、腹膜透析、肾移植。

三、辨治要点

（一）辨证论治

1.气阴两虚型

证候：口干多饮，尿频、量多或尿浊，头晕目眩，口渴心烦，便干耳鸣，或四肢麻木疼痛；或视物模糊不清，或精神萎靡，气短乏力，自汗，苔少，脉细。

治则：益气养阴。

方药：六君子汤加味。人参15g，白术15～20g，茯苓15g，甘草10g，半夏15g，陈皮15g，当归15g，白芍15～20g。水煎服，日1剂，早晚分服。

方解：方中人参甘温，白术苦温，虽有茯苓之淡渗、甘草之甘平仍偏于燥，且重于补气，略于补血，故加当归、白芍。白芍酸苦微寒，敛阴养血，柔肝理脾，当归补血润肠。两药一则可调剂六君子汤之偏燥；二则柔肝阴，间接助脾胃之运化，补血补气并重。

若口渴甚加天花粉、葛根、知母；肾虚腰膝酸软加枸杞子、菟丝子；尿浊、尿频加金樱子、芡实；体虚易感加防风、羌活、黄精。

2.脾肾两虚型

证候：反复浮肿，尿白浊，神倦乏力，纳少腹胀，腰膝酸软，或畏寒尿少，面色晦暗，肢冷，性欲低下，苔少，脉沉。

治则：脾肾双补。

方药：肾气丸加味。熟地黄20g，山茱萸15g，山药20g，茯苓 20g，泽泻 15g，牡丹皮 15g，肉桂 7g，附子 7g，菟丝子 20g，枸杞子 20g，金樱子 20g。水煎服，日 1 剂，早晚分服。

方解：方中熟地黄、山茱萸、菟丝子、枸杞子补益肾阴而摄精，以冀阴中求阳；肉桂、附子补命门之火，而从阳中求阴，使肾阴阳皆得补益，阳蒸阴化，肾气充盈，精微得固；茯苓、山药健脾渗湿。可酌加党参、黄芪、莲子健脾益气，补虚扶正；纳差、腹胀者，加砂仁、陈皮、枳壳；尿浊，加萆薢、金樱子、芡实；阳痿早泄者，加仙茅、淫羊藿、巴戟天、鹿角霜等。

3. 脾肾虚衰型

证候：面色晦暗无华，纳少呕恶，口中腥臭，尿少、尿浊，甚则尿闭，倦怠嗜卧，腹胀腰痛，浮肿加重，甚则胸闷腹胀，消瘦，脉沉细或结代。

治则：健脾补肾。

方药：六味地黄汤加味。熟地黄 20g，山茱萸 15g，山药 20g，茯苓 20g，泽泻 15g，牡丹皮 15g，肉桂 7g，附子 7g，黄芪 30g，党参 20g，菟丝子 20g，金樱子 20g。水煎，日 1 剂，早晚分服。

方解：方中熟地黄、山茱萸补益肾阴而摄精气；黄芪、党参补气健脾；山药、茯苓、泽泻健脾渗湿；牡丹皮清虚热；肉桂、附子补命门真火，引火归元；金樱子固摄精气；菟丝子以填肾精。若呕吐，纳差，口吐秽浊，加藿香、竹茹、檀香；腰冷痛畏寒加杜仲、肉苁蓉；尿少浮肿或尿闭加猪苓、车前子、萹蓄、瞿麦，或用大黄泄浊；贫血、乏力、嗜卧者加当归、白芍。

4. 夹瘀血

证候：浮肿日久不消，腰痛如折，皮肤瘀斑，舌紫暗，脉涩结代。

治则：活血化瘀。

方药：血府逐瘀汤加味。当归 15g，生地黄 15g，桃仁 15g，红花 15g，枳壳 15g，赤芍 15g，川芎 15g，柴胡 15g，桔梗 10g，丹皮 15g，怀牛膝 15g，丹参 15g，甘草 10g。水煎，日 1 剂，早晚分服。

方解：本方由桃红四物汤（桃仁、红花、当归、川芎、生地黄、赤芍）合四逆散（柴胡、枳壳、甘草、赤芍）加桔梗、怀牛膝而成。桃红四物汤活血化瘀养血，防纯化瘀之伤正；四逆散疏理肝气，使气行血行；桔梗引药上行，达于胸中（血府）；怀牛膝引瘀血下行，通利血脉。诸药相合，构成理气活血之剂。本方以活血化瘀不伤正、疏肝理气而不耗气为特点，具有运气活血、祛瘀止痛的功效。

气滞血瘀者多伴胸闷胁痛、善太息等肝气郁滞证，可选桃仁、红花、川芎、赤芍等活血祛瘀，并选柴胡、枳壳、怀牛膝、砂仁等理气药配伍。气虚血瘀者常伴乏力、倦怠等症，仅用活血化瘀药效不显，需补气为主，辅益气养血、助精活血之法，以桃仁、当归、鸡血藤养血活血，寓通于补。阳虚血瘀者在血瘀的基础上伴畏寒肢冷、四肢不温、少腹冷痛、脉沉紧者，可温经散寒之炮姜、小茴香、桂枝与活血祛瘀之当归、川芎、桃仁合用。若阳气衰微，见心悸、浮肿、肢厥、舌紫暗、脉微欲绝等，治宜温阳活血，附子汤加丹参、桃仁、红花等。糖尿病肾脏病晚期湿浊蕴毒，瘀血阻滞，临床表现为恶心、呕吐、心烦、头痛、皮肤瘙痒、舌红、脉滑等，可加炙大黄通腑泄热祛瘀，使毒素浊邪从肠道排出。水蓄致血行阻滞，血瘀又会加重水蓄程度，水与血相互影响、相互瘀结是糖尿病肾脏病各期的典型特征。若单纯祛瘀，则因蓄水不除压抑脉道使血行阻滞，必致瘀血难消。单纯逐瘀则会因瘀血障碍，津液敷布及排泄受阻，使水瘀互结加重，故二者并施，方能达到瘀水并除之目的。方中常用大黄合党参、白术、茯苓攻补兼施，使瘀消水泄，诸症解除。由于瘀血的成因不同，故治疗应审证求因，辨证论治，方能达到活血化瘀之目的。

5. 夹湿浊

证候：周身浮肿，脘腹膨隆胀满，面白少华，形寒肢冷，尿短少，呕恶纳少，舌淡嫩，苔白滑，脉沉缓或沉迟等一派寒湿内停之证。或湿热留恋所致持续尿蛋白不消，血浆蛋白低。症见周身乏力，少气懒言，口干舌燥，食少纳呆，五心烦热，无浮肿或轻微浮肿，舌淡红或舌尖赤，苔薄白或苔白微腻，脉细数或滑。

治则：利水祛湿。

方药：五苓散加减。茯苓 15g，猪苓 15g，泽泻 10g，白术 15g，桂枝 10g，黄芪 30g，党参 20g，半夏 10g，厚朴 10g。水煎，日 1 剂，早晚分服。

方解：本方出自《伤寒论》，为利水之剂。方中茯苓、猪苓、泽泻利水渗湿为主药；白术健脾运湿，与茯苓配合，更增强健脾祛湿之功；桂枝温阳以助膀胱气化，气化则水自行；党参、黄芪益气补脾；厚朴、半夏开郁理气。诸药合用，淡渗可利水湿，健脾可运水湿，气化可行水湿。脾肾虚寒者，加附子、干姜、吴茱萸辛开苦降以除寒湿；气阴两虚、湿热留恋者，加用黄芩、麦冬、莲子清热，车前子、益母草活血利水，

6. 湿浊（毒）瘀血壅结

证候：恶心呕吐，脘腹胀满、口气秽臭、头痛、烦闷，血清尿素氮及肌酐明显增高，大便秘结或不爽，或兼肢体虚肿，舌苔垢腻，稍黄少津，舌淡，舌体胖大，脉弦滑或沉滑等。

治则：芳化湿浊，苦寒泄热。

方药：生大黄 15g，槟榔 15g，海藻 15g，黄芩 12g，黄连 10g，当归 15g，白芍 20g，桃仁 10g，红花 10g，陈皮 15g，枳壳 12g，香附 12g，郁金 10g，藿香 15g，佩兰 15g，苍术 15g，厚朴

12g。水煎，日 1 剂，早晚分服。

方解：方中生大黄、黄芩、黄连苦寒泄热；藿香、佩兰、苍术、厚朴芳香辛开，驱除湿邪，既不苦寒伤胃，又不辛燥耗阴，使湿浊毒热之邪得以蠲除。当归、白芍、桃仁、红花活血化瘀。津亏明显，加生地黄、葛根清热生津；脾胃虚寒加山茱萸、炮姜等。

（二）诊治特色

鞠建伟教授在糖尿病早期尚未出现肾脏损害时，主张保护肾脏，以中药配合西药控制血糖，缓解"消渴"症状，常用人参、黄芪益气，生地黄、枸杞子、菟丝子、女贞子补肾滋阴，怀山药补肝肾，生精益气，以降低血糖。糖尿病肾脏病早期临床症状多不典型，常无肾功能改变，仅靠尿微量白蛋白的测定而发现。多数患者对此不重视。鞠建伟教授认为，早期糖尿病肾脏病的治疗至关重要，是关系到预后、转归的关键时期。强调低蛋白饮食，以减轻肾脏的负荷；注意药物的合理使用，以减少肾脏的药物损伤，防止肾病的进展。选择既降血糖，又能调节脂类代谢的中药，如黄精、山药、肉苁蓉等，及活血化瘀药中能改善血小板聚集、抗凝、促纤溶的中药，如丹参、桃仁、红花、当归等。临床期糖尿病肾脏病患者肾功能已有明显改变，并有显性蛋白尿、浮肿等一系列症状，治疗的关键是改善糖、脂、蛋白代谢，有效降低全身性与肾小球高压，减少尿蛋白，抑制肾小球肥大、系膜增生和基底膜增厚，减轻临床期糖尿病肾脏病患者肾功能的恶化程度。中药的应用注重扶助正气，调补脾（胃）肾，提高机体的抗病能力，同时适时配伍活血化瘀、利湿消肿之品，以不增加肾脏负担和损害肾功能为宗旨，延缓向晚期糖尿病肾脏病发展的进程。糖尿病肾脏病晚期多伴有慢性肾衰竭，全身状态差，贫血、消瘦、尿浊、浮肿、纳差、呕恶、乏力诸症俱在，治疗稍不慎，或伤正气，或助邪毒，则会变证丛生，危及生命。鞠建伟教授此期注重饮食、情志调节，预防感染，消除诱因，同时采用综合治疗，扶正治其本，祛邪治其标，标本兼治，努力提高患者生存质量，保留残存的肾功能，或逆转肾功能，延长患者存活期。

鞠建伟教授认为，糖尿病肾脏病肾虚伴脾虚为多，早期以肾虚为主，中晚期脾虚、肾虚常并重，故早期应注意补肾之气阴，兼调脾胃；中期则脾肾双补；晚期补脾先于补肾。调补脾肾应辨别阴阳。"善补阳者，必于阴中求阳，则阳得阴助而生化无穷；善补阴者，必于阳中求阴，则阴得阳升而泉源不竭"。宜分析阴阳主次，有针对性地有序治疗，方能获得最佳疗效。在方药使用上，鞠建伟教授常阴阳之药合而用之，或针对证之阴阳多少而定，立法处方无不体现阴阳互根、寒热互施、阴中求阳、阳中求阴、损有余补不足，使阴阳重归平衡。鞠建伟教授常药用人参、白术、茯苓补脾益气，助气血生化之源；熟地黄、菟丝子与淫羊藿配合，菟丝子助熟地黄滋肾阴益精髓，淫羊藿温肾助阳，肾脏得补，针对糖尿病肾脏病晚期肾虚为本的基本病机而设。鞠建伟教授常说，调脾重在促使脾气健运，不可过用香燥之品，以免伤津耗液，影响气血生化；补肾有滋补和温补之别，不可过用滋腻碍脾之物，以免造成脾气呆滞。调理脾胃常用党参、茯苓、白术、砂仁、泽泻等；滋补肾阴常用生地黄、枸杞子、女贞子、墨旱莲、沙参、麦冬等；温补肾阳常用肉桂、附子、淫羊藿、菟丝子、巴戟天等。

鞠建伟教授认为，糖尿病肾脏病早期多见气阴两虚型，系因糖尿病自身阴虚为本，燥热为标，阴虚燥热，日久耗气伤津。阴虚以肾阴亏虚为主，兼及肺肝。气虚以脾气虚多见，气阴两虚常并存。此时气阴俱伤，既不能用温补刚燥之品重灼其阴，使阴虚愈重；也不宜纯用甘寒益阴之品，因阴柔滋腻有碍阳气之布化，影响脾胃运化功能。唯以调理脾胃，资助化源，补益气血最为适宜。晚期以脾肾两虚、阴阳俱伤、湿毒潴留、瘀血互结、虚实夹杂出现者居多，治应补泻兼施，宜用补脾肾、泻湿浊、解毒活血法。补与泻熔于一炉，扶正不留邪，祛邪不伤正。肾功能损伤明显时，血清肌酐、尿素氮持续不降，多可见脾肾虚衰。此时，五脏受损，有阴（血）阳（气）厥脱之象。因脾气虚衰不能化生精微，肾气亏乏则阴阳气血俱虚，既需益气健脾，以资化源；又需补肾温阳，固摄化浊。选用补药时，偏温燥及偏滋腻之品应慎用，前者灼伤阴液；后者伤阳，有碍脾之运化。

鞠建伟教授认为，瘀血、湿浊常贯穿于糖尿病肾脏病发展全过程，尤为中晚期为甚。瘀血是糖尿病肾脏病病程中因虚所产生的病理产物，又可作为新的致病因素作用于人体，治疗上要审因辨治血瘀。属气滞血瘀，除活血祛瘀外，尚需与理气药配伍，相辅相成；属气虚血瘀，仅用活血化瘀药则少效，须以补气为主，辅以益气养血，助精活血，寓通于补；阳虚血瘀者，温经散寒与活血祛瘀之品合用。若阳气衰微者，治宜温阳活血。

湿浊的突出表现是水湿内停。其发病机制，一是与脾失健运、肾阳虚失于化气行水有关；二是脾气虚弱，清阳不升，精微下注。肾气亏虚，精关不固，蛋白精微失守而下泄尿中。精微遗泄日久，必然更耗脾之气阴、肾之阴阳，使水湿内停加剧。湿有内湿、外湿，水湿内停又有寒化、热化之分。阳虚之体易寒化为寒湿，阴虚之体易热化为湿热。治疗寒湿内停宜用温中散寒除湿法；对于气阴两虚、湿热留恋所致的持续浮肿、低蛋白血症，宜采用清补兼施之法。疾病晚期又常见湿浊（毒）瘀血壅结，病情多较危重，应急则治标，使病情稳定。若阴阳俱伤，又与湿毒瘀血互结，虚实夹杂，则应通补兼施，祛邪与扶正兼顾，补脾肾，泄湿浊，解毒活血，补泄于一方，扶正不留邪，祛邪不伤正，使邪祛正安，病情趋于稳定。

四、验案精选

案 1

毕某，男，61 岁，2012年5月27日初诊。病历号：0700014366。

主诉：血糖升高 20 年，伴颜面及双下肢浮肿 5 年。

病史：20 年前发现血糖升高，药物控制血糖可。5 年前出现颜面及下肢浮肿，当时查蛋白尿阳性，近期又发现肌酐升高。

症见面苍黄无华，眼睑、颜面及下肢浮肿，按之凹陷，头晕，腰痛，声息低沉，神疲乏力，动则气短，口干苦不喜多饮，恶寒，手足拘胀欠温，耳聋、左侧较重，尿频量少不利，大便干燥。舌淡红暗紫，脉沉细缓。辅助检查：血脂偏高；尿蛋白天定量>2.0g。空腹血糖 14.04mmol/L，餐后血糖 15.0mmol/L。尿常规：尿蛋白（＋～＋＋），尿糖（＋～＋＋）；肾功：血肌酐 156.13μmol/L，尿素氮 8.89mmol/L。

西医诊断：2 型糖尿病；糖尿病肾病 V 期。

中医诊断：消渴。

辨证：脾肾阳虚，瘀浊阻滞。

治则：温阳益肾，健脾利湿，降浊化瘀。

西药处方：诺和灵 30R，早 20U，晚 22U，皮下注射。

中药处方：制附片 10g（先煎），茯苓 15g，白术 15g，白芍 20g，黄芪 30g，党参 15g，当归 15g，川芎 12g，桃仁 12g，泽泻 15g，葶苈子 15g，大腹皮 15g，车前草 15g，瞿麦 15g，生大黄 15g（后下），海藻 15g，槟榔 15g。14 剂，日 1 剂，水煎服，分 3 次服。

2012 年 6 月 14 日二诊：药后精神好转，食欲明显增加，口不干苦，乏力减轻，耳聋、浮肿略减，尿较前量略增，大便不干。脉沉缓，舌淡红暗，苔白根部腻滑。肾功：血肌酐 145μmol/L，尿素氮7.7mmol/L；尿常规：尿蛋白（＋），尿糖（±）；空腹血糖7.9mmol/L，餐后血糖9.1mmol/L。

西药处方：不变。

中药处方：黄芪30g，党参15g，茯苓15g，苍术12g，厚朴10g，白芍20g，当归15g，川芎12g，桃仁12g，木香12g，沙苑子15g，芡实15g，泽泻15g，葶苈子15g，大腹皮15g，车前草15g，牵牛子15g，生大黄15g(后下)，海藻15g，槟榔15g。14剂，日1剂，水煎服，分3次服。

2012年7月1日三诊：药后体力较前增强，浮肿明显减轻，尿较前通利，大便不干。脉沉缓，舌淡红暗，苔薄白。肾功能：血肌酐115μmol/L，尿素氮5.7mmol/L；尿常规：尿蛋白（＋），尿糖（－）；空腹血糖7.0mmol/L，餐后血糖8.1mmol/L。

肾功能好转，各症除耳聋之外均好转。上方去苍术、厚朴，加怀牛膝15g。之后多次复诊，病情稳定。

随访至2014年2月，血肌酐110～130μmol/L，尿素氮7.1～7.5mmol/L；尿蛋白（±～＋）；血糖比较稳定。

【按】此属消渴重症，病延日久，正衰邪恋，变证丛生，并发水肿、眩晕及耳聋。此患者先天禀赋不足，后天调摄失宜，壮年即罹患消渴。初未介意，病甚时治疗调养断续未济，故病情有所发展。肾为先天之本，内寓真阴真阳，肾气不足不能蒸津上布，则消渴之疾起矣；进而肾阳更虚，不能温暖中土及施化于下焦膀胱，水湿失于输化而内停外溢，则水肿形成；肾阴不足不能涵养肝木，致肝阳上亢，则眩晕自生；耳为肾之窍，失于肾气之充养而耳聋失聪。变证虽多，但总以肾为主，以脾为次，两脏亏虚，气化不行，气血运行迟滞，加之水湿郁久化热，血瘀邪热内生，致虚实交错。然以正虚为主。正虚又见肾脾阳虚偏重。故以"温阳益肾，健脾利湿，降浊化瘀"为法治之方收效。

案 2

冯某，男，67 岁，2013年1月10日初诊。病历号：0700150360。

主诉：双下肢浮肿，伴尿检异常 1 年余。

病史：患者 1 年多前发现下肢浮肿且按之凹陷，经医院检验尿常规及沉渣：蛋白（+++），潜血（++），红细胞 10/HP，白细胞 10/HP，尿糖（+++）。空腹血糖 8.8mmol/L，24 小时尿蛋白定量 3.01g。既往患高血压 20 年，去年发生脑梗死，现左侧上下肢仍活动不灵活，身困乏力，腰痛，血压波动在 150～160/100～110mmHg 之间。目前经降压、降糖药内服，血糖、血压控制尚可，但水肿及全身不适、尿检异常均无明显好转。

现症：头昏，气短，胸闷胸痛，精神不振，身困乏力，食欲欠佳，腰酸困痛，眼睑微浮，下肢浮肿、按之凹陷，口干欲饮，尿频时涩痛，夜尿次多，大便干燥。脉弦略数，舌淡红而暗，苔黄白相间。血压 140/100mmHg。尿蛋白（+++），潜血（++），余如上述。

西医诊断：2 型糖尿病；高血压病。

中医诊断：消渴；水肿。

辨证：肾脾气阴两虚，水湿瘀热留恋。

治则：滋肾平肝，健脾益气，清热化瘀，利水消肿，固摄精微。

西药处方：格列苯脲每次 30mg，每天 2 次；硝苯地平控释片每次 30mg，每天 1 次；缬沙坦每次 80mg，每天 2 次。

中药处方：生地黄 15g，山茱萸 15g，山药 20g，泽泻 10g，丹皮 10g，茯苓 15g，金樱子 15g，芡实 30g，沙苑子 15g，车前子 15g，白茅根 30g，茜草 15g，益母草 25g，炒杜仲 15g，党参 15g，黄芪 30g，黄芩 12g。14 剂，日 1 剂，水煎服，早中晚分 3 次服。

2013 年 1 月 24 日二诊：尿涩痛消失，尿量增加，腰疼减轻，浮肿略减，余症如前，脉弦滑略细，舌黄苔退去。守法守方稍事加减，续服30剂。

2013年2月25日三诊：精神好转，食欲增进，口不干，尿利，夜尿三四次，下肢轻度浮肿，头昏、气短及胸闷胸痛显减，舌暗红，苔薄白，脉细弦。血压140/95mmHg。尿常规及沉渣：尿蛋白（+），潜血（+），尿糖（-），红细胞10/HP。

处方：黄芪30g，黄精30g，党参15g，生地黄15g，山茱萸15g，山药20g，泽泻10g，丹皮10g，茯苓15g，金樱子15g，旱莲草15g，益智仁30g，当归15g，桃仁12g，红花12g，芡实30g，沙苑子15g，白茅根30g，茜草15g，炒杜仲15g。30剂，日1剂，水煎服，早中晚分3次服。

上药服至2013年4月5日，病情继续好转，水肿基本缓解，脉沉细略弦，舌淡红暗，苔薄白。尿检：尿蛋白（+），尿糖（±），余（-）。

【按】本病属消渴、水肿、眩晕及中风后遗半身不遂。原本肾肝阴亏，肝阳上亢化火化风，日久未愈导致中风；进而阴损及阳，致肾气脾阳亏虚，水湿失于输运，精微血液失于固摄而水肿症起；水津不能上乘，下元失固而生消渴；水湿阻遏，郁久而生内热，邪阻而气血不得畅行必致血瘀，故变症纷杂。但总属肾脾气阴两虚，肝阳妄动，水湿瘀热留恋。治疗采用滋肾平肝、健脾益气、清热化瘀、制水消肿诸法，药证相符，故而获效。

案3

张某，男，42岁。2016年9月20日初诊。病历号：4200150008。

主诉：口干饮多、尿频6年，眼睛涩痛、视力下降两个月。

病史：患者6年前出现口干饮多、尿频，查血糖升高，诊为2型糖尿病，口服降糖药治疗，但依从性差，饮食及服药均不规律，血糖很少监测。近两个月来眼睛涩痛，视力下降。

症见形体消瘦，精神不振，面色略暗少华，两目干涩刺痛，头晕较甚，时而头痛，乏力，腰困，腿痛，口渴多饮，小便频涩灼热，胸腹内有发热感，睡眠不实，晚间足胫易痉挛疼痛，动则汗出，汗出后背部发凉。舌暗红，苔薄白，脉弦细、重按无力。查：空腹血糖 6.1mmol/L，餐后血糖 9.8mmol/L；尿常规：尿蛋白（++），尿糖（++）；肾功能：尿素氮 7.8mmol/L，血肌酐327μmol/L，血尿酸 464μmol/L。

西医诊断：2 型糖尿病；糖尿病肾脏病。

中医诊断：消渴。

辨证：肺肾两虚，水湿瘀热留恋。

治则：补益肺肾，疏理三焦，清热生津。

西药处方：格列苯脲每次 30mg，每天 2 次；硝苯地平控释片每次 30mg，每天 1 次；缬沙坦每次 80mg，每天 2 次。

中药处方：太子参 15g，柴胡 15g，黄芩 12g，姜半夏 10g，猪苓 15g，泽泻 15g，白术 15g，茯苓 15g，桂枝 6g，黄芪 30g，丹参 20g，生大黄 18g（后下），天花粉 20g，丹皮 15g。14 剂，日 1 剂，水煎服。

10 月 7 日二诊：服上药 14 剂，头已不疼，头晕减轻，出汗后背凉已除，尿量增加，夜尿两次，口干苦，饮水量减，余如前。舌红，苔白中心厚，脉弦细左弱。血压 90/65mmHg。

上方去姜半夏，加桑寄生 15g，川牛膝 12g，葛根 12g，石韦 15g。35 剂，日 1 剂，水煎，早晚分服。

11 月 16 日三诊：服上药后乏力显减，腰腿疼痛好转，食欲增加，口咽干燥，饮水不多，大小便畅利，面色较前荣润。舌红，苔白略厚，脉沉细缓。空腹血糖 4.7mmol/L；尿常规均阴性；肾功：各项指标均在正常范围：尿白蛋白 38mg/L。病情基本缓解，治拟滋补肺肾气阴，清除余邪。

处方：生地黄 12g，山茱萸 10g，山药 15g，丹皮 10g，泽泻 15g，茯苓 15g，太子参 10g，黄芪 45g，川牛膝 12g，葛根 12g，桑白皮 15g，柴胡 10g，黄芩 9g。日 1 剂，水煎服。

四诊：患者连续服上药 90 剂，并停服西药降糖药，各症续减，仅觉口干、腰酸困、多梦易醒、眼睛涩胀，余无明显不适。脉细略滑，左手脉沉，舌尖赤质红，苔薄白。于 1997 年 6 月 27 日复查：空腹血糖 5.3mmol/L；肾功能：尿素氮 7.3mmol/L，血肌酐 136.8μmol/L，血尿酸 330μmol/L；尿常规：均阴性。给予滋养补肾，补益肺气，佐以清热利湿之剂善后巩固。

处方：生地黄 15g，山茱萸 10g，泽泻 12g，丹皮 10g，山药 15g，怀牛膝 15g，炒杜仲 15g，黄芪 35g，西洋参 5g，黄芩 10g，天花粉 12g，葛根 12g，黄连 4g，丹参 18g，白菊花 10g，水煎，每 2 日服 1 剂善后。

【按】此病属消渴并关格证。消渴日久不愈津液耗伤，肺肾气阴更虚，津不上乘。肝开窍于目，失于肾水的涵养，故而口干喜饮，两目干涩疼痛；筋失濡养而足胫拘挛；水亏火炎而生内热，热扰三焦，加之肺肾不能施化，三焦气化受阻而致胸腹热郁，下窍不利，故见胸腹内发热，小便频涩灼痛，此关格之势已成；肺卫失固而汗多；腰为肾之府，失于气阴之充养，故腰困疼痛。病之情势虚实错杂。二诊后病情缓解，治以滋补肺肾气阴为主，佐以清肃余邪。药后症状缓解明显，故滋养补肾，补益肺气，佐以清热利湿善后。

案 4

张某，男，68 岁，2015 年 10 月 11 日初诊。病历号：3800150051。

主诉：糖尿病病史 13 年，发现尿蛋白 3 年。

病史：近两年注射胰岛素治疗，空腹血糖控制在9.4mmol/L，尿蛋白持续（±），偶尔尿蛋白（＋～＋＋），肾功能正常，血压正常，血脂正常，乏力多汗十余年，现因动则汗出，乏力，遂来求治。

症见多汗，倦怠乏力，动则尤甚，舌红干，无苔，脉弦细数。

西医诊断：糖尿病肾脏病。

中医诊断：自汗。

辨证：肾气阴两虚，固摄失职。

治则：补肾益气养阴，活血化瘀。

处方：熟地黄20g，天冬20g，玄参15g，山茱萸15g，枸杞子20g，菟丝子20g，女贞子20g，旱莲草20g，天花粉20g，黄芪30g，党参15g，白芍20g，红花15g，当归15g。14剂，水煎，日1剂，分2次服。

2015年10月25日二诊：服药后症状改善不明显，仍多汗，倦怠乏力，动则尤甚。舌红干，无舌苔，脉弦细数。血压正常。

处方：黄芪40g，太子参15g，莲子15g，地骨皮15g，柴胡15g，茯苓15g，麦冬15g，车前子15g，天花粉20g，女贞子20g，枸杞子20g，山茱萸15g，熟地黄20g，丹参20g，赤芍15g，红花15g，玉竹20g，桃仁15g。14剂，水煎，日1剂，分2次服。

2015年11月13日三诊：乏力、自汗减轻。舌暗红，苔薄白，脉弦。尿常规：尿蛋白（＋＋），尿潜血（±），余（－）。

处方：黄芪40g，党参20g，生地黄20g，天冬20g，玉竹20g，生山药20g，知母15g，黄精30g，菟丝子20g，女贞子20g，肉苁蓉15g，巴戟天15g，桃仁15g，五味子15g。14剂，水煎，日1剂，分2次服。

2015年11月28日四诊：患者自觉虚弱乏力减轻，汗出，舌暗红，苔薄白，脉弦。尿常规：尿潜血（+++），尿蛋白（++），空腹血糖 13.4mmol/L。

处方：熟地黄 20g，山茱萸 20g，山药 20g，茯苓 15g，牡丹皮 15g，泽泻 15g，枸杞子 20g，玉竹 20g，菟丝子 20g，五倍子 15g，黄精 30g，肉苁蓉 15g，巴戟天 15g，天门冬 15g，桃仁 15g，红花 15g，丹参 20g，黄芪 40g，党参 20g。14 剂，水煎，日 1 剂，分 2 次服。

2016 年 1 月 26 日五诊：汗出愈，稍觉乏力，舌干红，苔薄白，脉弦。尿常规：尿蛋白（±），尿糖（+++）。

处方：熟地黄 20g，生地黄 20g，山茱萸 20g，山药 20g，茯苓 15g，牡丹皮 15g，泽泻 10g，黄芪 20g，太子参 20g，天冬 20g，枸杞子 20g，龙骨 20g，牡蛎 20g，五倍子 15g，丹参 20g，桃仁 20g，红花 15g，芍药 15g，牛膝 15g，益母草 30g，白芍 20g，桂枝 15g，巴戟天 15g，玉竹 15g。14 剂，水煎，日 1 剂，分 2 次服。

【按】本病诊为糖尿病肾脏病，血糖用胰岛素控制尚可，尿蛋白（++），乏力、多汗，舌质红干，脉象细数，当属肾气阴两虚之候。治疗上辨证与辨病相结合，始终采用大补气阴之剂。后期考虑阴中求阳，辅以补肾阳之剂，兼用活血之品，终致病情缓解。

案 5

孙某，男，62 岁，2014 年 8 月 22 日初诊。病历号：3500050009。

主诉：患者多饮多尿 12 年。

病史：乏力腰酸、浮肿反复发作 3 年。12 年前诊为 2 型糖尿病。3 年前无明显诱因出现乏力、腰酸、浮肿，查尿蛋白（+），诊为糖尿病肾脏病。予以黄葵胶囊等治疗，病情未好转。2014 年

8月9日，查尿蛋白（+++），肾功能：血肌酐116.4μmol/L。

症见乏力，腰酸痛。舌淡红，苔白，脉沉细。查肾功能：血肌酐115.8μmol/L，血尿素氮6.53mmol/L；血脂：总胆固醇6.43mmol/L，三酰甘油2.45mmol/L；血糖：空腹8.0mmol/L，餐后17.1mmol/L；内生肌酐清率77.4mL/min；尿常规：尿蛋白（+++），尿潜血（+），尿红细胞8～10/HP。B超：双肾实质稍改变。眼科查眼底：糖尿病性视网膜病变Ⅳ期。

西医诊断：糖尿病肾脏病。

中医诊断：虚劳。

辨证：肾阴虚，湿浊瘀血内蕴。

治则：益气滋补肾阴，利湿活血。

处方：熟地黄20g，山茱萸15g，山药20g，茯苓15g，丹皮15g，泽泻15g，黄芪30g，党参15g，车前子15g，牛膝20g，益母草30g，当归15g，白茅根30g，桃仁15g，川芎12g。14剂，水煎，日1剂，分2次服。

二诊：服上药后乏力、腰酸症状减轻。尿常规：尿蛋白（++），尿潜血（+），尿红细胞3～5个/HP。

上方减黄芪、党参，恐其热伤阴，加滋补肾阴之品。枸杞子15g，菟丝子15g，女贞子15g，玄参15g。14剂，水煎，日1剂，分两次服。

随访：此患者继服上方半月余，尿蛋白（+～++），血糖控制在正常范围，肾功能稳定。

【按】糖尿病肾脏病以气阴两虚多见，多夹瘀血证。病情发展至肾衰竭期主要表现为脾肾虚衰兼湿浊、瘀血毒邪等证。虚实夹杂，治疗应根据各期不同时机和临床特征确定治则，选方用药。本患者大量蛋白尿，肾功能下降，属于临床期糖尿病肾脏病，以乏力、腰酸为主，故诊为虚劳，属肾阴不足，兼见水湿、血瘀。治以参芪地黄汤益气补肾滋阴为主，兼以利湿、活血之剂。鞠建伟教授认为，糖尿病肾脏病无论哪一期均会有血瘀之象，活血化瘀之药为必用之品，只是轻重而已。本患者以益气补肾为主、活血为辅为治疗大法。药证相符，故而取效。

过敏性紫癜性肾炎

过敏性紫癜性肾炎（Henoch–Schonlein pμrpμra nephritis, HSPN），简称紫癜性肾炎，属于系统性小血管炎，主要侵犯皮肤、胃肠道、关节和肾脏，是一种毛细血管变态反应性出血性疾病，可能与血管的自体免疫损伤有关。其病理特点为含有 IgA 的免疫复合物沉积于受累脏器的小血管壁引起炎症反应。皮肤可引起白细胞碎裂性血管炎，表现为出血点和紫癜；胃肠道受累可发生溃疡，表现为腹痛和出血；肾脏受累为免疫复合物性肾小球肾炎。本病好发于儿童，也可见于成人，男性略多，年龄稍大的儿童或成人肾脏受累较为严重。

引起过敏性紫癜的原因不明，主要考虑与变态反应有关。细菌、病毒、衣原体及寄生虫感染引起的变态反应，药物过敏，食物过敏，接触化学物品并进入体内，昆虫叮咬，吸入某些花粉及尘螨，寒冷刺激及疫苗接种等，均是诱发本病的重要因素。约 1/3 的患者发病前有感染，最常见的是上呼吸道感染，也有衣原体和寄生虫感染；约 1/4 的患者发病前有药物、食物、花粉过敏、疫苗接种、昆虫叮咬病史。儿童最常见的触发因素为病毒和细菌感染，成人主要病因为药物和毒素。

一、病因病机

紫癜性肾炎是多发于小儿的一种继发性肾小球疾病。西医学认为属毛细血管变态反应性疾病，因其病因及发病机理尚不完全明确，且部分病例预后较差及单纯西药疗效不理想，因此从中医学中寻求有效的治疗途径已引起充分重视。根据本病以紫癜、血尿、浮肿等为主要临床表现，当属中医学"肌衄""尿血""水肿"等疾病范畴。

1. 毒热蕴结、迫血妄行为发病关键

外感毒热之邪，或热蓄日久，蓄结成毒，毒热迫血妄行，损伤脉络，血溢于脉外，渗于肌肤而发为紫斑。《外科正宗·葡萄疫》谈到，感受四时"不正之气"，郁于皮肤而发紫斑。除外感热毒之邪外，饮食、劳倦、情志所伤皆能导致脏腑内伤，阴阳失衡，阳气过旺而蕴生内热，引起紫斑。毒热循经下侵于肾，损伤脉络，而为溺血。《黄帝内经》谓："胞热移于膀胱，则癃，溺血。"故毒热迫血妄行是引起紫癜性肾炎的主要原因。

2. 血热内瘀、脉络损伤为病理机转

紫癜性肾炎经过治疗，往往毒邪减，而血热搏结。或用药不当，致血热内瘀，日久迁延，虚火内生，舍于肾与膀胱，迫血妄行，损伤脉络而尿血。

3. 气血不足、脾肾亏虚为病势转归

除少数因脏腑内伤，紫癜性肾炎多因日久不愈，或失治误治，耗伤气血，损及脾肾，而成热邪未去、正气已伤之虚实夹杂之候。脾肾亏虚，气虚不摄，血虚失于统摄，脾虚统摄失职，精微不固，再加上邪热滞留，而致尿中红细胞、蛋白不断流失。若久病不愈，长期反复流失蛋白及尿血，则血出既多，气随血去，故气亦亏耗。

二、诊断与鉴别诊断

（一）临床表现

1. 肾外表现

典型的皮肤紫癜、胃肠道表现和关节症状为紫癜性肾炎肾外的三大主要表现。

（1）皮疹：本病临床诊断的主要依据之一是绝大多数患者以皮肤紫癜为首发症状。出血性和对称性分布是本病皮疹的特征。皮疹初起为红色斑点状，压之可以消失，以后逐渐发展为紫红色出血性皮疹，触摸稍隆起于皮表，常发生在四肢远端伸侧、臀部及下腹部，多呈对称性分布，皮损大小不等，可融合成片，有痒感，不痛，可有1次至多次复发，也可分批出现，1～2周后逐渐消退，也有4～6周延缓消退者。有时也可分批出现荨麻疹及出血性斑丘疹、血管神经性水肿等。

（2）关节症状：1/2～2/3的患者有关节症状，多发生在较大关节，如膝、踝关节，其次为腕和手指关节，常表现为关节周围触痛和肿胀，活动受限，但无红、热，不发生畸形。

（3）肠道症状：因为无菌性毛细血管、小血管炎症、渗出和水肿，刺激肠管，使肠管发生痉挛，50%～75%的患者有胃肠道症状，以腹部不定位绞痛多见。体检可见腹部有压痛，一般无腹肌紧张或反跳痛，伴有恶心、呕吐，常有胃肠道出血，肠段水肿、出血或僵硬，可形成肠套叠、肠穿孔，临床表现为呕血或黑便。也有合并胰腺炎的报道。以上表现约半数患者可感冒后反复出现。

（4）其他表现：有上呼吸道感染史者可有头痛、低热、全身不适。偶尔发生鼻出血或咯血，神经系统受累表现为头痛、行为异常及抽搐等。少数患者有心肌炎表现。

2. 肾脏表现

紫癜性肾炎多发生于全身其他脏器受累后数天或数周。患者多为镜下血尿和蛋白尿，近一半患者表现为肾病综合征。过敏性紫癜的肾脏表现多种多样，肾脏受累的程度与皮肤、关节及胃肠道受累的严重程度无关。临床上可分为 7 型：①孤立性血尿型。②孤立性蛋白尿型。③血尿和蛋白尿型。④急性肾炎型。⑤肾病综合征型。⑥急进性肾炎型。⑦慢性肾炎型。

（二）实验室与辅助检查

1. 血常规检查：血小板、出血时间、凝血时间、血块回缩时间和凝血酶原时间正常。出血严重者可伴贫血。

2. 免疫学检查：血清 IgA 升高，Ig、IgM 正常。多在起病后两周 IgA 开始升高。C_3、C_4、CH_{50} 多数正常或增加。白细胞介素 6（IL-6）及肿瘤坏死因子（TNF-a）升高。

3. 肾功能多正常，严重者血尿素氮、肌酐可升高，肌酐清除率可下降。

4. 尿液分析可见血尿、蛋白尿和管型尿。

5. 凝血功能检查正常，可与血液病致紫癜相鉴别。

6. 急性期毛细血管脆性实验阳性。

7. 肾病综合征者，血清白蛋白降低，胆固醇升高。

8. 肾活检检查：过敏性紫癜性肾炎主要的病变是肾小球系膜细胞增殖，常伴有不同程度的内皮细胞和上皮细胞增殖。上皮细胞增殖处常与球囊粘连，并形成小新月体，被累及的肾小球多在 50% 以下。即使是很轻的局灶性病变，也可有新月体形成。因此，多数学者认为新月体形成是其突出的病理表现。

9. 皮肤活检：无论在皮疹部抑或非皮疹部，免疫荧光检查均可见毛细血管壁有 IgA 沉积。

（三）诊断标准与分型

1. 诊断标准

参考中华医学会儿科分会肾脏病学组 2009 年制定的《紫癜性肾炎诊治循证指南（试行）》（简称《试行指南》）的诊断标准进行诊断。

在过敏性紫癜病程 6 个月内，出现血尿和（或）蛋白尿。其中血尿和蛋白尿的诊断标准如下。

（1）血尿：肉眼血尿或镜下血尿。

（2）蛋白尿：满足以下任一项者：①1 周内 3 次尿常规蛋白阳性。②24 小时尿蛋白定量>150mg。③1 周内 3 次尿微量白蛋白高于正常值。

极少部分患儿在过敏性紫癜急性病程 6 个月后，再次出现紫癜复发，同时首次出现血尿和（或）蛋白尿者，应争取进行肾活检，如以 IgA 系膜区沉积为主的系膜增生性肾小球肾炎，应诊断为紫癜性肾炎。

2. 病理分型

目前国内外多应用统一的肾小球病理分级标准，但为了更准确全面地评价病情，评估疗效及预后，建议联合肾小管间质病变分级标准进行分级。

（1）肾小球病理分级：依据国际小儿肾脏病研究组（ISKDC）2007。Ⅰ级：肾小球轻微病变。Ⅱ级：单纯系膜增生：①局灶 / 节段。②弥漫性。Ⅲ级：系膜增生，伴有<50% 肾小球新月体形成 / 节段性病变（硬化、粘连、血栓、坏死）。其系膜增生分为：①局灶 / 节段。②弥漫性。Ⅳ级同Ⅲ级：50% ～ 75% 肾小球有上述病变，分为：①局灶 / 节段。②弥漫性。Ⅴ级同Ⅲ级：>75% 肾小球有上述病变，分为：①局灶 / 节段。②弥漫性。Ⅵ级：膜增生性肾小球肾炎。

（2）肾小管间质病理分级：+级：轻度小管变形扩张。2+级：间质纤维化，小管萎缩<20%，散在和（或）弥漫性炎性细胞浸润。3+级：间质纤维化，小管萎缩占30%，散在和（或）弥漫性炎症细胞浸润。4+级：间质纤维化，小管萎缩>50%，散在和（或）弥漫性炎症细胞浸润。

（四）鉴别诊断

本病应与以下疾病相鉴别。

（1）急性肾小球肾炎：紫癜性肾炎发生在皮疹消退时，需与急性肾小球肾炎相鉴别。此时追询病史，包括回顾皮疹形态、分布、关节和胃肠道症状有助于本病诊断。另外，该病与紫癜性肾炎不同的是，血清补体C_3多数下降；皮肤活检及肾活检有助于鉴别。

（2）狼疮性肾炎：狼疮性肾炎的皮疹有特征性蝶形红斑或盘状红斑，多为充血性红斑；狼疮除关节、皮疹、腹及肾表现外，尚有多系统损害，包括光过敏、口腔溃疡、浆膜炎、神经系统表现、血液系统检查异常。免疫学检查示血清补体C_3下降，抗dsDNA阳性，抗Smith抗体阳性，抗核抗体阳性；皮肤活检：狼疮带阳性；肾活检：狼疮肾有五级病理改变，肾小球毛细血管壁"白金耳"样改变，免疫荧光示"满堂亮"，Ig、IgM、IgA、C_3共同沉积，以Ig、IgM为主。

（3）原发性小血管炎（微型多动脉炎、韦格内肉芽肿）：临床表现除有皮疹、肾损害外，上呼吸道、肺部表现多见。皮肤或结节活检显示血管壁内皮细胞肿胀、增生，中层纤维素坏死伴炎性细胞浸润、水肿。有时伴大量淋巴细胞、单核细胞、多核巨细胞及中性粒细胞浸润，甚至形成肉芽肿病变。无免疫球蛋白沉着，免疫荧光多数阴性，有时表现为坏死性小动脉炎。血液中可查到抗白细胞胞质抗原自身抗体（ANCA），微型多动脉炎以核周型 PANCA 为主，靶抗原为髓过氧化物酶（MPO），韦格内肉芽肿以胞质型 C-ANCA 为主，靶抗原为蛋白酶 3+（尿蛋白 3+）。

（4）IgA 肾病（IgAN）：以反复肉眼血尿为主，少有皮疹、关节痛及腹部表现。IgAN 发病以成年多见；病理检查多见 IgA、Ig、IgM 沉积，经典补体激活途经 $C_4/C1q$ 沉积比例明显增高。过敏性紫癜性肾炎单根据肾脏病理与免疫病理的改变难以与 IgA 肾病相区别。大部分学者认为，紫癜性肾炎肾脏受累的临床、病理过程与 IgA 肾病相似，故认为它们是同一级别的两种表现。IgA 肾病以肾脏单独受累为主，紫癜性肾炎除肾脏受累外还有全身系统受损。进一步的遗传学研究发现，这两种病发生于同一家族中，纯合子无效 C_4 遗传表型频率均增高，都表现为产生 IgA 的免疫调节异常，如 IgA 及大分子（多聚）IgA 增高，两者患者扁桃体淋巴组织中产生 IgA 浆细胞 /Ig 浆细胞比值上升。紫癜性肾炎属于系统性血管炎，也是一种继发性 IgA 肾病，其在病理上与 IgA 肾病都以系膜病变为主，都伴有新月体形成和肾小球硬化，特别是 IgA 肾病与紫癜性肾炎有更多相似之处。但尽管紫癜性肾炎与 IgA 肾病有众多相似之处，但两者仍存在明显差别。

（5）血液病所致紫癜：紫癜性肾炎血小板计数及出血、凝血时间正常，可与血液病所致的紫癜区别。

（6）急腹症：由于腹型过敏性紫癜易发生肾炎，尤其在紫癜出现之前，应与急性阑尾炎、出血性肠炎、肠穿孔、急性胰腺炎或肾结石等鉴别。

（7）Goodpasture 综合征：当 HSPN 伴肺出血、咯血时应注意与本病相鉴别。由于本病有典型的皮疹、关节及胃肠症状，以及血清 IgA 增高等，鉴别并不困难。

三、辨治要点

（一）一般治疗

急性期或发作期应注意休息、保暖。水肿、蛋白尿明显者应低盐、限水，避免摄入高蛋白饮食。有明确感染或感染灶时选用敏感的抗菌药物，尽量避免盲目地预防性使用抗菌药物。尤其是肾毒性药物。积极寻找并祛除可能的过敏原，如药物、食物或其他物质过敏所致者应立即停用。腹痛者可给予解痉药，如阿托品、山莨菪碱。胃肠道出血时应禁食，可给予法莫替丁、奥美拉唑等；出血量大者可给予止血敏、安洛血，血止后即停用。重视对症治疗，抗组胺药如氯苯那敏、赛庚啶及维生素 C、芦丁等可在一定程度上减轻症状，降低毛细血管通透性，减轻出血倾向。

（二）分级治疗

紫癜性肾炎患者的临床表现与肾病理损伤程度并不完全一致，后者能更准确反映病变程度。没有条件获得病理诊断时，可根据其临床分级选择相应的治疗方案。

（1）孤立性血尿或病理 I 级：仅对过敏性紫癜进行相应的治疗，镜下血尿目前未见有确切疗效的文献报道。

（2）孤立性蛋白尿、血尿和蛋白尿或病理 II a 级：血管紧张素抑制剂和（或）血管紧张素受体拮抗剂类药物有降蛋白尿的作用，建议使用。雷公藤总苷片，每天 1mg/kg，分 3 次口服，每日剂量不得超过 60mg，疗程 3 个月，但应积极预防副作用。

（3）非肾病水平蛋白尿或病理 II a 级、II b 级：除血管紧张素抑制剂和（或）血管紧张素受体拮抗剂类药物外，可使用雷公藤总苷片，每天 1mg/kg，分 3 次口服，每日剂量不得超过 60mg，疗程 3 ～ 6 个月。

（4）肾病水平蛋白尿、肾病综合征或病理 III b、IV 级：临床症状与病理损伤均较重，多倾向采用激素联合免疫抑制剂药物治疗，其中疗效最为肯定的是糖皮质激素联合环磷酰胺。泼尼松每天 0.5～1mg/kg，口服 4 周后逐渐减量。同时应用环磷酰胺每天 8～12mg/kg 静脉滴注，连续应用两天，间隔两周为 1 个疗程，共 6～8 个疗程。环磷酰胺累积 <150mg/kg，若临床症状较重，病理呈现弥漫性病变或伴有新月体，可采用甲泼尼龙冲击治疗。

（5）急进型肾炎或病理 IV、V 级：这类患者临床症状严重，病情进展较快，多采用三联和四联疗法。常用方案为：甲泼尼龙冲击治疗 1～2 个疗程后改为口服泼尼松＋环磷酰胺＋肝素＋双嘧达莫；亦可甲泼尼龙联合尿激酶冲击治疗＋口服泼尼松＋环磷酰胺＋华法林＋双嘧达莫治疗。

（三）辨证要点

（1）辨紫癜的数量、分布及颜色：紫癜面积小、数量少，尿血量较少者，一般病情比较轻；紫斑面积大、数量多，尿血量较多者，一般病情较重。斑疹颜色紫黑者，病情较重；色红赤者，病情较轻。

（2）辨尿血及蛋白流失的多少及病程：尿血量大、蛋白流失较多者，病情较重；尿血量小、蛋白流失少者轻。病程日久迁延者，多耗气亏血，损伤阴阳，使本病治疗更加棘手。

（3）辨火热或热毒的有无及证候的虚实：血本阴精，不宜动，动则为病；血主营气，不宜损，损则多病。血得热则行，若火热炽盛，热毒内蕴，迫血妄行，可致本病加重。

（四）辨证分型

1. 毒热蕴结，迫血妄行

证候：肌肤突见红色紫癜，分布稠密，痛痒不显，舌红绛，脉滑数等。

治则：清热解毒，凉血止血。

方药：犀角地黄汤加味。水牛角 20g，生地黄 15g，白芍 15g，丹皮 15g，侧柏叶 15g，炒栀子 10g，旱莲草 15g，女贞子 15g，白茅根 30g，大蓟 30g，小蓟 30g，茜草 20g，蒲公英 20g，金银花 30g，生地榆 15g，棕榈炭 15g，甘草 15g。

方解：犀角地黄汤首载于唐·孙思邈《备急千金要方》。其方源为《小品方》之芍药地黄汤，"治伤寒及温病应发汗而不汗内蓄血者，及鼻衄、吐血不尽，内余瘀血、面黄、大便黑……"为热毒炽盛于血分、迫血妄行所致出血而设。其为清热凉血之剂，既能清热解毒，又能凉血散瘀，兼以养阴。本方由犀角、生地黄、芍药、牡丹皮四味药组成，功用清热解毒，凉血散瘀。汪昂曰："血属阴，本静，因诸经火迫，遂不安其位而妄行。"由于方中主药犀角属稀缺、禁售之品，多以水牛角代之，但仍不失清热凉血、化瘀解毒之良方美誉。因热蕴下焦，每与湿邪搏结，致湿热蕴结于下，故常加萹蓄、通草、白茅根、瞿麦等清利湿热以止血。若初起紫斑甚，当重在清热解毒；若尿血重者，当重在清利湿热毒邪以止血。若兼有风邪表证，以紫斑瘙痒、肢节痛、遇风甚，鲜红成片而突发为特点，可酌加荆芥、防风、牛蒡子、升麻等疏风解毒之品，然用量不宜大，以防化燥伤阴。

2. 气血不足

证候：病程较久，耗伤正气，长期站立则紫癜复现，伴有乏力、心悸、蛋白尿、血尿、倦怠乏力、腰膝酸软，舌淡嫩，脉细弱。

治则：健脾益气，凉血止血。

方药：归脾汤加减。当归 15g，白术 15g，人参 20g，黄芪 20g，茯神 15g，远志 15g，酸枣仁 15g，木香 10g，龙眼肉 15g，生姜 15g，大枣 5 枚，甘草 15g，仙鹤草 20g，茜草 20g，侧柏叶 20g，生山药 20g，地榆炭 15g。水煎服，日 1 剂，早晚分服。

方解：此方出于严用和的《济生方》，原方治"因思虑过度，劳伤心脾，以致血不归经，而为健忘、不寐、怔忡等症"。归脾汤气血双补，以补气为主，使脾健气血生化有源，统血摄血有权。

3. 阴虚火旺

证候：外感疫毒之邪，日久伤及肾阴。肾阴亏耗，相火妄动，热迫血行而致尿血，或蛋白尿。口干，五心烦热，舌质红，少苔，脉细数。

治则：滋补肾阴，凉血止血。

方药：六味地黄丸加味。熟地黄 20g，山茱萸 15g，山药 20g，牡丹皮 15g，茯苓 15g，泽泻 15g，知母 20g，黄柏 15g，茜草 20g，阿胶 15g（烊化），甘草 15g。水煎，日 2 次服。

方解：本方由《小儿药证直诀》之六味地黄丸加味而成。阴虚火旺之尿血，既不可用桂附助阳伤阴，又不可用苦寒之剂直折其热，需遵"壮水之主，以制阳光"之旨。本方以大补真阴之六味地黄汤加知母、黄柏滋阴清热，使水升火降诸症可平；茜草、阿胶育阴止血，用于阴虚火动之出血最宜。如尿血较重，可加三七、旱莲草、地黄炭、仙鹤草等止血药，标本兼顾。

4. 脾肾两虚

证候：病程日久，皮肤紫癜消退，持续性蛋白尿和镜下血尿，神疲乏力，舌淡，苔白。

治则：健脾补肾，益气摄血。

方药：参芪地黄汤加味。党参 20g，黄芪 30g，熟地黄 20g，山茱萸 15g，山药 20g，茯苓 15g，丹皮 15g，泽泻 15g，茜草 20g，白茅根 20g，土茯苓 30g，薏苡仁 20g。水煎服，日 1 剂，早晚分服。

方解：紫癜性肾炎病程日久，持续性蛋白尿或（和）血尿可致脾肾两虚，肾失固摄，脾失统摄。治疗以参芪地黄汤加味，益气健脾补肾。此时要注意补而勿凝，即益气摄血或止血药中酌加少量活血之品，如三七、藕节等，如此往往可提高疗效。

四、验案精选

案 1

宋某，女，21 岁，2013年7月23日初诊。病历号：2200001586。

主诉：镜下血尿两个月。

病史：2013 年 5 月服牛黄消炎片后出现皮肤紫癜、镜下血尿。经治疗，皮肤紫癜消失，但仍持续有镜下血尿。

症见无皮肤紫癜，尿色深黄，舌质红，苔薄黄，脉滑数。化验尿常规：蛋白质（-），红细胞 30～40/HP。

西医诊断：过敏性紫癜性肾炎。

中医诊断：尿血。

辨证：热伤血络。

治则：清热解毒，凉血止血。

处方：犀角地黄汤加减。水牛角 20g，生地黄 15g，白芍 15g，丹皮 15g，侧柏叶 15g，焦栀子 10g，旱莲草 15g，女贞子 15g，白茅根 30g，大蓟 30g，小蓟 30g，蒲黄 15g，赤芍 15g，滑石 15g，茜草 20g，白茅根 30g，蒲公英 20g，金银花 20g，生地榆 20g，甘草 15g。14 剂，水煎，日 1 剂，分 2 次服。

2013 年 8 月 17 日二诊：无不适感，无紫癜，月经量多、持续 10 天，舌质红，苔薄黄，脉滑。尿常规：蛋白质（-），红细胞 15～20 个 /HP。

处方：四物汤加减。当归 15g，白芍 15g，川芎 15g，生地黄 20g，白茅根 30g，地榆 20g，焦栀子 10g，黄芩 10g，蒲公英 30g，金银花 30g，蝉蜕 15g，侧柏叶 20g，茜草 20g，蒲黄 15g，赤芍 15g，丹皮 15g，甘草 15g，14 剂，水煎，日 1 剂，分 2 次服。

2013 年 9 月 2 日三诊：无明显不适，舌质红，苔薄黄，脉滑。尿常规：蛋白质（-），红细胞 8～10/HP。

处方：四物汤加减。当归 20g，白芍 15g，川芎 15g，生地黄 15g，牡丹皮 15g，白茅根 30g，地榆炭 20g，黄芩 15g，蝉蜕 15g，茜草 20g，蒲黄 15g，藕节 20g，金银花 30g，小蓟 30g，连翘 20g，甘草 15g。21 剂，水煎，日 1 剂，分 2 次服。

2013 年 10 月 8 日四诊：乏力，腰酸不适，舌质淡红，苔薄黄，脉细滑。尿常规：蛋白质（－），红细胞 10～14/HP。

处方：左归饮加减。山茱萸 20g，枸杞子 20g，菟丝子 15g，女贞子 15g，旱莲草 15g，生地黄 20g，黄芩 15g，白茅根 30g，小蓟 30g，侧柏叶 20g，茜草 20g，海螵蛸 20g，龙骨 30g，牡蛎 30g，三七 3g，赤芍 15g，金银花 30g，甘草 15g。28 剂，水煎，日 1 剂，分 2 次服。

随访结果：2013 年 12 月 1 日，尿蛋白（－），红细胞 1～3/HP，白细胞 0～1/HP。

【按】本病初诊之时为热伤血络，虽无皮肤紫癜，但尿色深黄、舌红、苔薄黄、脉滑数皆为热盛之象，故以犀角地黄汤加减，以清热解毒、凉血止血为主。二诊舌质仍红，苔由薄黄转为薄白，脉由滑数转为滑而不数，且尿中红细胞亦减少，此乃热势减退之象，但月经量多，时间长，恐血虚不安，故以四物汤加减以养血安血，并继之以清热解毒凉血之品以祛余热。三诊没有明显变化，尿中红细胞数量继续减少，故守法守方未有大变，继而服之。四诊出现乏力，腰酸，舌质转为淡红，脉象细滑，且病程日久，伤及正气，故方用左归饮以培补正气，并固涩止血，少佐清热之品以除余热，守方 28 剂而基本痊愈。

案 2

郝某，女，28 岁，2006年12月27日初诊。病历号：0120001510。

主诉：双下肢皮肤紫癜两年 3 个月。

现病史：2004 年 9 月份出现紫癜，1 周后尿中有改变，以后逐渐出现尿蛋白、尿潜血，在外院诊断为紫癜性肾炎，服用泼尼松 40mg/d，规律减完激素，但双下肢出血点没有消失，持续出现。

症见双下肢有散在出血点、米粒大小，无关节红肿，心悸，失眠，乏力，双下肢出血点站立时间过长后出现，舌质红，苔白，脉细弱。查尿常规：尿蛋白（±），红细胞 53.3/μL。

西医诊断：紫癜性肾炎。

中医诊断：紫斑。

辨证：心脾两虚。

治则：健脾养心，益气摄血，凉血止血。

处方：归脾汤加减。当归 20g，白术 20g，太子参 20g，黄芪 40g，茯神 15g，远志 15g，酸枣仁 20g，木香 10g，龙眼肉 15g，生姜 15g，大枣 5 枚，甘草 15g，仙鹤草 30g，茜草 20g，侧柏叶 20g，乌梅 15g，生山药 20g，地榆 20g，槐花 20g。14 剂，水煎服，日 1 剂，分 2 次服。

2007 年 1 月 10 日二诊：患者服上药后紫癜减少，但每天双下肢皮肤均有新生紫癜、久立则加重，心悸、失眠、乏力好转，舌红，苔薄白，脉细弱。2007 年 1 月 9 日尿常规：潜血（±），红细胞 2～4/HP。

处方：当归 15g，白术 15g，太子参 20g，黄芪 30g，茯神 15g，远志 15g，酸枣仁 20g，龙眼肉 15g，白芍 20g，桂枝 15g，生姜 15g，大枣 5 枚，仙鹤草 30g，茜草 20g，海螵蛸 20g，侧柏叶 20g，乌梅 15g，槐花 15g，地榆 15g，山药 20g，甘草 15g，何首乌 20g。14 剂，水煎服，日 1 剂，分 2 次服。

2007 年 1 月 24 日三诊：双下肢皮肤仍见少量紫癜，数量较前减少、变小，近两日没有新出血点，乏力，食少。舌淡，苔薄白，脉细弱。未化验。

处方：当归 15g，白术 20g，太子参 15g，黄芪 30g，茯神 15g，远志 15g，酸枣仁 20g，白芍 20g，龙眼肉 15g，桂枝 15g，生姜 15g，大枣 5 枚，仙鹤草 30g，茜草 20g，小蓟 20g，贯众 20g，乌梅 15g，槐花 20g，地榆 20g，侧柏叶 20g，山药 20g，何首乌 20g，甘草 15g。14 剂，水煎服，日 1 剂，分 2 次服。

2007 年 2 月 7 日四诊：双下肢紫癜时有时无，偶有 1～3 个，余无明显不适。舌淡，苔薄白，脉细弱。

处方：当归 15g，白术 20g，太子参 15g，黄芪 30g，茯神 15g，远志 15g，酸枣仁 15g，白芍 15g，龙眼肉 15g，桂枝 15g，生姜 15g，大枣 5 枚，仙鹤草 30g，蒲黄 20g，小蓟 30g，槐花 30g，侧柏叶 20g，地榆 20g，何首乌 15g，山药 20g，甘草 15g。14 剂，水煎，日 1 剂，分 2 次服。

此后患者间断复诊，双下肢紫癜未有复发而愈。

【按】此患者来诊时病程已久，耗伤正气，故长期站立则紫癜复现，此为脾虚证之典型征象，因兼有心悸、失眠，辨为心脾两虚之证。初诊治以健脾养心、益气摄血、凉血止血为主。二诊患者心悸、失眠、乏力好转，双下肢皮肤紫癜减少，此为心得血养、脾气得健、固摄有力之象。三诊、四诊守大法不变，终使病渐愈。

鞠建伟教授治疗此类病程长、久立或劳累复发，兼或不兼有心悸、失眠，而有乏力者多辨为脾虚证，用归脾汤加减治疗常获良效。此方出于严用和《济生方》，原方治"思虑过度，劳伤心脾，以致血不归经，而为健忘、不寐、怔忡等症"。而血证最主要的病机即为血热妄行和气虚不摄。此患者病程长达两年余，正气已虚，不能固摄血液在脉内运行。归脾汤气血并补，且以补气为主，使脾健，气血生化有源，统血摄血有权。因生血、统血皆归脾之所主，故用归脾汤后症状缓解明显。

案 3

焦某，男，29 岁，2013 年 4 月 24 日初诊。病历号：0860001004。

病史：2012 年 3 月进食海鲜后出现双下肢皮肤紫斑，后化验尿常规：红细胞 7 ～ 8/HP，潜血（+++）。其后持续镜下血尿，时轻时重。

症见无皮肤紫斑，腰酸痛，周身乏力，舌质红，苔薄白，脉沉。化验尿常规：红细胞 15 ～ 20/HP，潜血（+++）。

西医诊断：紫癜性肾炎。

中医诊断：尿血。

辨证：肾阴虚，湿热内蕴。

治则：益气养阴，清热利湿，凉血止血。

处方：六味地黄汤加味。熟地黄 25g，山茱萸 20g，山药 15g，茯苓 15g，牡丹皮 15g，泽泻 15g，菟丝子 15g，女贞子 20g，墨旱莲 20g，小蓟 30g，蒲公英 30g，藕节 20g，侧柏叶 20g，生甘草 15g，赤芍 15g。14 剂，水煎，日 1 剂，分 2 次服。

2013 年 5 月 8 日二诊：药后腰痛及周身乏力减轻，舌质红，苔薄白，脉沉。化验尿常规：红细胞 3 ～ 5/HP，潜血（+）。

处方：熟地黄 25g，山茱萸 20g，山药 15g，茯苓 15g，牡丹皮 15g，泽泻 15g，菟丝子 15g，女贞子 20g，墨旱莲 20g，小蓟 30g，蒲公英 30g，赤芍 20g，侧柏叶 20g，甘草 15g。14 剂，水煎，日 1 剂，分 2 次服。

2013 年 5 月 22 日三诊：腰酸痛，小便有时痛，舌质红，苔薄白，脉细滑。化验尿常规：红细胞 0 ～ 3/HP，白细胞 0 ～ 3/HP，潜血（++）。

处方：六味地黄汤加味。熟地黄 20g，山茱萸 20g，山药 15g，茯苓 15g，牡丹皮 15g，泽泻 15g，小蓟 30g，藕节 20g，地榆 20g，生甘草 15g，车前草 20g，金钱草 30g，白花蛇舌草 30g，蒲公英 30g，紫花地丁 20g。21 剂，水煎，日 1 剂，分 2 次服。

2013 年 6 月 10 日四诊：腰偶尔酸痛，小便有时痛，舌质红，苔薄白，脉细滑。化验尿常规：潜血（±），红细胞 0 ～ 1/HP。

处方：六味地黄汤加味。熟地黄 20g，山茱萸 20g，山药 15g，茯苓 15g，牡丹皮 15g，泽泻 15g，金钱草 30g，小蓟 30g，白茅根 30g，忍冬藤 20g，白花蛇舌草 20g，蒲公英 30g，藕节 20g，地榆 15g，巴戟天 15g，肉苁蓉 15g，甘草 15g。30 剂，水煎，日 1 剂，日 2 次服。

2013 年 10 月 6 日随访，已无明显不适，化验尿常规正常。

【按】紫癜性肾炎日久不愈，或失治误治，往往耗气伤血，损及脾肾，而呈热邪未去、正气已伤之虚实夹杂之候。邪热滞留，脾肾亏虚，精微不固，而致尿中红细胞、蛋白日久不消，并伴有倦怠乏力、腰膝酸软、舌淡嫩，或苔少、脉细弱等症状。此时切不可盲目攻邪，以免再伤正气，当明辨气血亏虚的程度，分清耗损之脏腑。采用健脾益肾、补气养血之法，扶正祛邪之剂共施，并酌加收涩止血之品。鞠建伟教授常以六味地黄丸、知柏地黄丸加龟板、阿胶等化裁，效果较佳。

本病初诊辨证为肾阴虚，湿热内蕴，为感受湿热之邪后。蕴里日久，伤及肾阴，虚火内扰，伤及血络，而致血热妄行，流溢于膀胱，则见镜下血尿。诊时未见皮肤紫斑，提示湿热之邪不盛，腰酸痛、乏力、舌质红、脉沉乃肾阴亏虚之象，故治以滋补肾阴、清热利湿、凉血止血为主。二诊症状明显缓解，尿常规亦较前好转，无其他变证，故守法守方不变。三诊患者尿痛消失，尿化验基本正常，提示湿热已去，以肾阴虚为主，故治以滋补肾阴为主，加用清热利湿之品以防复发，又加用补肾阳之品，以阴阳共济，而使病愈。

案4

张某，女，28岁，2014年7月2日初诊。病历号：1260000152。

主诉：肉眼血尿1个月。

病史：患者3年前因食用海鲜后皮肤出现紫癜，经治疗，皮肤未再有出血点，但尿常规大量红细胞不减，医院诊断为紫癜性肾炎。经治疗，尿中红细胞减少。近1个月来无明显诱因出现肉眼血尿，遂来求治。

症见尿血，腰痛，偶尔小腹痛，口干，心烦，舌质红，苔白腻，脉滑。化验尿常规：尿蛋白（++），潜血（+++），红细胞50/HP以上，白细胞0～1/HP。肾功能正常，肝功能正常。

西医诊断：紫癜性肾炎。

中医诊断：尿血。

辨证：肾阴虚，湿热下注。

处方：六味地黄汤加味。生地黄20g，山茱萸15g，山药15g，茯苓15g，牡丹皮15g，泽泻15g，旱莲草30g，茜草20g，知母15g，黄柏15g，女贞子15g，生龙骨20g，生牡蛎20g，山栀子15g，甘草15g。14剂，水煎，日1剂，分2次服。

2014年7月16日二诊：尿色减浅，腰痛略减轻，但遇劳仍加重，小腹痛，舌质红，苔薄白，脉弦滑。化验尿常规：尿蛋白（++），红细胞50个以上/HP，潜血（+++），白细胞0～1/HP。上方14剂，水煎，日1剂，分2次服。

2014年7月31日三诊：尿色较前浅、由红转黄，腰痛仍有，劳时加重，小腹痛，舌质红，苔薄白，脉弦滑。化验尿常规：尿蛋白（++），潜血（+++），红细胞30～40/HP，白细胞（-）。

处方：六味地黄丸加味。生地黄20g，山茱萸15g，山药

15g，茯苓15g，牡丹皮15g，泽泻15g，旱莲草30g，茜草20g，知母15g，黄柏15g，女贞子15g，生龙骨20g，生牡蛎20g，阿胶15g（另包），焦栀子15g，甘草15g，川续断15g，杜仲炭15g，白茅根30g，小蓟30g。14剂，水煎，日1剂，分2次服。

2014年8月13日四诊：腰痛大减，小腹仍时而疼痛，尿色黄，舌红，苔薄白，脉弦滑。化验尿常规：尿蛋白（++），潜血（+++），红细胞20～30/HP。

处方：熟地黄20g，山茱萸15g，生山药15g，茯苓15g，牡丹皮15g，泽泻15g，旱莲草30g，女贞子20g，茜草20g，阿胶15g（另包），知母15g，黄柏15g，小蓟30g，白茅根30g，川续断15g，杜仲炭15g，焦栀子15g，生龙骨25g，生牡蛎25g，甘草15g。14剂，水煎，日1剂，分2次服。

2014年8月27日五诊：腰痛消失，小腹痛减轻，舌质淡红，苔薄白，脉沉弦。化验尿常规：尿蛋白（++），潜血（++），红细胞6～8/HP。仍服前方，14剂，水煎，日1剂，分2次服。

2014年9月10日六诊：尿黄，无灼热，咽干消失，舌红，苔薄白，脉弦。化验尿常规：尿蛋白（+++），潜血（+），红细胞5～7/HP。

处方：熟地黄20g，山茱萸15g，生山药15g，茯苓15g，牡丹皮15g，泽泻15g，旱莲草30g，女贞子20g，茜草20g，阿胶15g（另包），知母15g，黄柏15g，小蓟30g，白茅根30g，川续断15g，杜仲炭15g，山栀子15g，生龙骨25g，生牡蛎25g，甘草15g，黄芪30g。14剂，水煎，日1剂，分2次服。

2014年9月24日七诊：略有乏力，腰酸，尿黄，劳后气短，舌淡红，苔薄白，脉沉。化验尿常规：尿蛋白（+++），潜血（+），红细胞3～4/HP。

处方：参芪地黄汤加味。黄芪30g，太子参20g，熟地黄

20g，山茱萸 20g，生山药 20g，茯苓 15g，牡丹皮 15g，泽泻 15g，海螵蛸 20g，茜草 20g，小蓟 30g，白茅根 30g，黄芩 15g，地榆 20g，芡实 15g，金樱子 15g，生龙骨 20g，生牡蛎 20g，甘草 15g。14 剂，水煎，日 1 剂，分 2 次服。

2014 年 10 月 7 日八诊：诸症明显好转，尿黄，劳后气短，舌淡红，苔薄白，脉弦。化验尿常规：尿蛋白（＋），潜血（＋），红细胞 3～4/HP。

前方得法，守方 14 剂，水煎，日 1 剂，分 2 次服。

2004 年 10 月 21 日九诊：无明显不适，舌质淡红，苔白，脉弦。化验尿常规：尿蛋白（±），潜血（－），红细胞 1～3/HP。守方巩固 1 个月。

【按】此患者初诊感受毒热之邪，邪入肌肤血络，热毒迫血妄行，溢于脉外，而见肌衄。毒邪未去，日久入里，伤及肾阴。肾阴不足，则相火旺盛，火旺则妄动，灼伤血络，血溢于络外，则尿血不止。腰为肾之府，肾虚则腰失荣养，故不荣则痛。足少阴之脉络咽喉，肾阴不足则咽干、红赤。肾阴不足无以清心火，心火旺则心烦，舌质红、苔白腻、脉滑为有热之象，故前两诊以六味地黄汤加味滋阴清热降火。三诊尿色由红转黄，但腹痛明显，为下焦蕴湿热于小肠。湿热不祛，则腹痛不止，故加白茅根、小蓟清热利湿，兼以凉血止血，加杜仲、川续断以强腰膝。四诊、五诊守方不变。六诊患者尿中蛋白增加，虑其精微不固，故加黄芪益气固摄。七诊血尿减轻，以蛋白尿为主，提示阴液得复，而脾气、肾气不足成为主要矛盾。脾气不足则乏力，劳后气短，精微随尿而失，肾虚则腰酸痛；舌淡红、苔薄白、脉沉亦为脾肾不足之征，治疗转以补益脾肾、收敛为主。八诊、九诊因效果明显，故守法守方，以防复发。本案病程较长，鞠建伟教授择主要矛盾逐一攻克，顾护得当，深得治疗精要。

案 5

窦某，男，11 岁，2010 年 1 月 22 日初诊。病历号：0000152152。

主诉：双下肢紫癜、伴浮肿近 1 个月。

病史：先发现双下肢出现大小不等的紫红色斑点，未曾在意，3 天后颜面及下肢浮肿，遂赴本市某医院诊治，查尿常规有蛋白及潜血，血常规示血小板计数正常，诊断为过敏性紫癜性肾小球肾炎。给予肾上腺糖皮质激素及抗菌西药等治疗，紫癜时隐时现，浮肿减轻，但尿蛋白及潜血未消。

症见全身乏困，口干不喜饮，面颧潮红发热，眼睑及下肢微肿，舌边尖红，苔薄白，脉细数。尿常规：尿蛋白（＋＋），潜血（＋＋），沉渣镜检：脓球少许，管型少许，黏液丝少许。

西医诊断：过敏性紫癜性肾炎。

中医诊断：尿血；水肿。

辨证：热毒内蕴。

治则：清热解毒，凉营消斑，利湿消肿，佐以滋肾。

处方：凉血解毒汤化裁。生地黄 12g，白芍 12g，牡丹皮 10g，金银花 20g，连翘 10g，槐花 10g，大蓟 10g，小蓟 10g，杜仲 12g，茯苓 12g，泽泻 10g，石韦 12g，益母草 25g，黄芩 8g，鱼腥草 20g。14 剂，日 1 剂，水煎服。

西药：波尼松减至 10mg/d，可继服，并逐步减量，其他西药停用。

2 月 5 日二诊：服上药 14 剂，泼尼松今日已减完，身困好转，口干减轻，未再出紫癜。舌尖红，苔白，脉弦细有力。尿常规：尿蛋白（＋），潜血（±）。沉渣镜检：白细胞 0～4/HP，红细胞 0～8/HP。治宗前法。

上方去黄芩、鱼腥草，加山茱萸 9g，山药 12g，黄芪 25g，以增益肾健脾、固摄精微之力。日1剂，水煎服。停服波尼松。

3月16日三诊：上药连服40剂，浮肿消失，已不觉乏困，面颧仍潮热，余无明显不适，舌尖边红，苔薄白，舌体略显瘦薄，脉弦滑数、重按略弱。尿常规：潜血（±），尿蛋白（±）。沉渣镜检：红细胞1～3/HP，白细胞0～2/HP。治以滋阴养血，清热凉营，健脾摄血。

处方：生地黄12g，白芍12g，当归9g，山茱萸9g，牡丹皮10g，金银花18g，连翘10g，槐花10g，大蓟10g，小蓟10g，土茯苓12g，泽泻10g，石韦10g，黄芪20g，芡实10g。14剂，日1剂，水煎，分2次服。

4月27日四诊：药后诸症消除，精神振作，舌淡红，苔白薄，脉弦细缓。尿常规及沉渣检验均在正常范围，仍服三诊处方。

此后每14天复诊1次，每次尿检均正常，紫癜亦未再出现。拟停服中药汤剂，改用滋水通关饮化裁制成丸药，缓调善后，以资巩固。

处方：生地黄20g，白芍15g，牡丹皮10g，当归10g，山茱萸10g，旱莲草10g，槐花10g，大蓟10g，小蓟10g，金银花15g，连翘15g，白茅根15g，石韦10g，黄芪15g，冬虫夏草15g。

上药低温烘干，粉碎为细粉，炼制蜂蜜为丸，每丸10g，每日2次，每次服2丸。

服后病愈，随访两年，未再复发。

案6

马某，女，7岁，2011年6月27日初诊。病历号：0860000157。

主诉：下肢皮肤出紫癜伴水肿、血尿及蛋白尿3个多月。

病史：3个多月之前某日不明原因发现双下肢皮肤出现大小不等的紫癜，压之不退色。随后即出现面部浮肿，尿少、色红褐如浓茶。在当地县医院及洛阳市医院诊治，给予泼尼松及对症治疗，紫癜时隐时现，但尿检血尿及蛋白尿有增无减。于1994年6月10日到某医院住院治疗，经检查诊断为过敏性紫癜性肾炎，继续给予波尼松、雷公藤多苷、潘生汀等治疗，至今紫癜未再出。尿常规：尿蛋白（++++），潜血（+++）。乃转求中医治疗。

症见眼睑及颜面肿胀，颧红，唇赤，腹胀，手心发热，余如上述。脉细数，舌边尖红、苔白中部及根部厚腻。

西医诊断：过敏性紫癜性肾炎。

中医诊断：葡萄疫并发水肿。

辨证：湿热毒邪内蕴，侵及肾与血分。

治则：清热利湿解毒，滋肾凉营，固摄精微血液。

中药处方：金银花12g，知母6g，石韦12g，益母草24g，生地黄6g，山茱萸6g，丹皮6g，茯苓9g，泽泻6g，白芍6g，白茅根30g，槐花8g，仙鹤草12g，大蓟10g，小蓟10g。7剂，日1剂，水煎，分2～3次服。

西药除波尼松每15天减5mg外，其他西药停用。

7月4日二诊：浮肿减轻。尿检：潜血（+），蛋白仍（++++），余如前。

中药处方拟宗前法。初诊方加黄芪24g，芡实9g，薏苡仁18g，以补气摄精；加连翘6g，当归6g，生地黄改为8g，槐花改为9g，以增清热凉营及滋养阴血之力。日1剂，水煎，分2～3次服。

9月5日三诊：坚持连续用药两个月，精神好转，已不浮肿，手心仍发热，舌淡红，苔薄白，脉数左弦。尿检：潜血（－），尿蛋白（±）。治拟转为益肾健脾为主，佐以清肃余邪。

处方：生地黄12g，旱莲草8g，山茱萸8g，黄芪30g，白术8g，仙鹤草12g，金银花12g，槐花9g，丹皮8g，白茅根25g，大蓟12g，小蓟12g，泽泻6g，猪苓9g，土茯苓9g。日1剂，服法同前。

10月3日四诊：服上药28剂，各症状消失，尿检正常，嘱服三诊方24剂。每周服6剂，间歇1日，服完此疗程，以资善后巩固。

随访1年，病愈后未再复发，曾多次检验血、尿常规等，结果均正常，照常上学。

【按】鞠建伟教授认为，本病较重者，相当于西医病理分级的Ⅲ、Ⅳ级，不易短期治愈，尤其是用过西药糖皮质激素及细胞毒类药物仍无显效，且反复发作，蛋白尿、血尿不消，或紫癜未再出而其他症状及化验结果无明显改善者，运用中医辨证论治尚有一定疗效，但需坚持较长时间，不可试试停停，并注意将息调养及善后巩固，如此可达到基本缓解和治愈。

本病严重者，相当于西医病理分级的Ⅴ、Ⅵ级，中医药治疗仍然有效。急重时可中西医结合治疗，进入慢性期以中医治疗为主，多数患者可达缓解或治愈。

本病凡不属于食物过敏而引起者，在发病的急性期可以清淡饮食为主；病情稳定及转入慢性期，对优质蛋白（动物性蛋白）不可限制太久，以免导致营养不良、体力不支。

系统性红斑狼疮性肾炎

系统性红斑狼疮（systemic lupus erythematosus，SLE），是一种自身免疫性疾病，其特征是患者体内出现多种自身抗体，导致全身多器官系统损害。我国系统性红斑狼疮的患病率约为70/10万人，好发于青中年女性，男女性别之比约为1∶9。系统性红斑狼疮性肾炎是免疫介导性炎症，即是由免疫反应引起的炎症，是系统性红斑狼疮较常见且严重的并发症，至少50%以上的患者临床上有肾脏受累的证据。大多数患者皆先有全身系统表现，然后才出现肾炎，但是6%～10%的病例却是先出现系统性红斑狼疮性肾炎，然后其他器官系统才受累，后一种情况很容易导致系统性红斑狼疮误诊、漏诊，需要特别警惕。

一、病因病机

系统性红斑狼疮性肾炎在古代中医文献内无确切对应的名称，根据其病因病机和临床症状，本病一般属于中医学的"阴阳毒""丹疹""痹病（五脏痹）""肾着""肾脏风毒""温毒发斑""蝶疮流注""蝴蝶丹""水肿""腰痛""虚劳"等范畴。这些病名在一定程度上反映了系统性红斑狼疮性肾炎的特征性表现，仍无法用一个统一的病名来概括其多受累的表现。目前随着西医学、科学技术的发展，对系统性红斑狼疮性肾炎的发病机制有了更加深入的认识，霉酚酸酯、他克莫司等新型免疫抑制剂的应用，也使系统性红斑狼疮性肾炎的治疗取得进展，但仍存在疗效不一、毒副作用大等诸多问题。中医药治疗具有增加疗效、减少激素及免疫抑制剂用量及其毒副作用的优势。

系统性红斑狼疮性肾炎的形成，内因多为先天禀赋不足，肝肾亏虚，七情内伤，阴阳失调，气血逆乱，络脉瘀阻，营卫不和，卫外不固，劳累过度，房事不节，伤及肾阴；外因多与感受外界六淫疫疠之邪毒有关，多见日光曝晒，服食热毒之品，热毒之邪燔盛为患；外发肌表则关节肿痛、面部及四肢红斑，内攻脏腑，轻则咳嗽、心悸，重则高热、腰痛，诸多因素作用，日久伤津耗气，正气虚损，呈现出气阴两虚之征。随着病情迁延，后期常因久病阴损及阳，致阳气衰微而成阴阳俱衰，五脏俱损，脾失健运，肾虚失司，水湿内停而表现水肿；肾失封藏，精微外泄，而表现为蛋白尿。系统性红斑狼疮性肾炎病位在肝、脾、肾三脏，病机为本虚标实，以肾精亏虚为本，以湿、瘀、热毒客于机体为标。肾精亏虚贯穿病程始终，湿、瘀、热毒是诱发疾病活动、加重疾病进展的重要因素，两者相互影响。临床表现多虚实互见，寒热错杂，本虚标实，使疾病反复发作，缠绵不愈。

二、诊断与鉴别诊断

（一）临床表现

系统性红斑狼疮性肾炎好发于育龄妇女，但在儿童及老年性别差别不大。其临床表现多样，I型（微小系膜型）患者几乎没有任何肾脏病的临床表现，仅在做肾组织免疫病理检查（包括免疫荧光或免疫组织化学检查）时，可见到肾小球上有免疫复合物沉积。Ⅱ～Ⅵ型患者均会有不同程度的临床表现及实验室检查异常，与原发性肾小球肾炎相似，表现为尿异常、水肿、高血压及肾功能损害。

1. 尿异常

常表现为蛋白尿，严重者可出现大量蛋白尿，会引起肾病综合征；血尿，主要为镜下血尿，偶见肉眼血尿，均为变形红细胞性血尿；无菌性白细胞尿，多出现于肾脏活动病变者；管型尿以颗粒及细胞管型为主。

2. 水肿

首先出现眼睑、下肢水肿，严重时遍及全身，可出现腹水及胸水。

3. 高血压

肾脏活动病变者，如Ⅳ型及部分Ⅲ型及已经慢性化者（如Ⅵ型）易出现高血压。

4. 肾功能损害

Ⅳ型患者常迅速出现肾功能损害，严重时可导致急性肾衰竭。Ⅵ型患者肾功能常逐渐恶化，最后进入慢性肾衰竭。

本病肾外表现多样，常见皮肤黏膜、关节肌肉、血液系统、中枢神经系统和心血管系统等不同程度受累。其中血液系统受累可表现为自身免疫性溶血性贫血、白细胞和血小板减少。

（二）实验室与辅助检查

辅助检查最为突出的表现是自身免疫异常，常表现为抗核抗体、抗双链 DNA 抗体和 Sm 抗体阳性；血清补体水平与病情的发展情况密切相关。系统性红斑狼疮性肾炎的病理分型一般采用国际肾脏病学会和肾脏病理学会和 2003 年制定的标准，共分为 6 型：①Ⅰ型：即系膜轻微病变型狼疮性肾炎。②Ⅱ型：即系膜增生性狼疮性肾炎。③Ⅲ型：即局灶性狼疮性肾炎。④Ⅳ型：即弥漫性狼疮性肾炎。⑤Ⅴ型：即膜性狼疮性肾炎（合并Ⅳ型或Ⅲ型，需同时诊断）。⑥Ⅵ型：即终末期硬化性狼疮性肾炎。

（三）诊断标准

青年女性多系统受累，应考虑 SLE 系统性红斑狼疮性肾炎的诊断，在符合 1997 年美国风湿病学会制定的标准：①颊部红斑。②盘状红斑。③光敏感。④口腔或鼻咽腔溃疡。⑤非侵蚀性关节炎。⑥浆膜炎（胸膜炎和／或心包炎）。⑦肾脏病变（尿蛋白量 > 0.5g/d 和／或管型）。⑧神经病变（癫痫发作和／或精神异常）。⑨血液系统病变（溶血性贫血和／或白细胞减少和／或淋巴细胞减少和／或血小板减少）。⑩免疫学异常（抗 dsDNA 抗体阳性和／或 Sm 抗体阳性和／或抗磷脂抗体阳性）。抗核抗体阳性。符合其中 4 条即可诊断为 SLE；有肾脏受累表现，即可诊断为系统性红斑狼疮性肾炎。

临床上符合系统性红斑狼疮性肾炎诊断标准的患者应进行肾

活检，目的是进一步明确病理类型，判断病变的活动性和慢性化指标，以指导治疗方案的制定和对长期预后的评估。

（四）鉴别诊断

系统性红斑狼疮性肾炎需与其他累及肾脏的系统性疾病相鉴别。

1. 过敏性紫癜性肾炎

除肾脏受累外，可伴皮肤紫癜、消化道出血、关节痛，但血ANA 阴性，肾脏病理可见 IgA 沉积。

2. 原发性小血管炎相关肾损害

除肾脏受累外，亦有全身多系统改变，如上呼吸道、下呼吸道、眼、耳、关节和肌肉等。该病常见于中老年，无明显性别差异，血清 ANCA 常阳性，肾脏病理常为阶段性坏死性改变，常伴新月体形成。

3. 肾淀粉样变性

除肾脏受累外，可累及消化系统、心脏、关节及皮肤等，但血中 ANA 阴性，受累组织刚果红染色阳性，电镜下肾脏有淀粉样纤维性。

三、辨治要点

（一）西医治疗

系统性红斑狼疮性肾炎的治疗原则包括免疫抑制治疗和支持治疗。免疫抑制治疗的强度应根据临床表现、血清学检查结果及肾脏病变的组织学活动性确定，分为诱导缓解期和巩固维持期两个阶段的治疗方案。

1. 诱导缓解期治疗方案

（1）类固醇激素与细胞毒药物联合治疗。激素常用泼尼松或泼尼松龙；细胞毒药物常用环磷酰胺或硫唑嘌呤。

（2）激素和霉酚酸酯联合治疗。

（3）激素和环孢素联合治疗。

2.巩固维持期治疗方案

应用上述治疗方案诱导病情缓解后，还应继续进行较长时期的维持治疗，以巩固疗效，防止复发。

常用激素（泼尼松或泼尼松龙）10mg/d 或隔日 20mg，治疗 3～5 年或更长；还可选用霉酚酸酯 0.75～1.0g/d，治疗两年或更长；还可用雷公藤总苷 30mg/d 进行维持治疗。

支持治疗包括严格控制高血压和高脂血症，其他防治慢性肾脏病（CKD）的治疗手段如纠正贫血、改善钙磷代谢，适时使用 ACEI 和 ARB 等措施对系统性红斑狼疮性肾炎一样适用。

（二）中医辨证论治

鞠建伟教授认为，系统性红斑狼疮性肾炎的急性活动期多见热毒炽盛型。热毒可从肌表内陷深入，始在卫分，旋即进入气分，继而内窜入营，甚则深入血分；亦可由药食之毒从内而发，初起即见气分热盛或气营两燔证候。系统性红斑狼疮性肾炎之病机特点为本虚标实，活动期多以标实为重，但阴虚之本早寓其中。阴虚内燥，虚火内炽，营血久受煎熬，则气热一至即翕然而起，遂成气营两燔、热毒燎原之势。即使营分表现不著，亦当先安未受邪之地。急性活动期得到控制，进入亚急性轻度活动期或慢性期，虽标实之热毒渐退，然本虚之证较为突出。由于体质之阴虚内燥，复因热毒伤津灼液导致阴虚加重，或壮火食气，而出现气阴两虚和肝肾阴虚之证候。故急性期或慢性期多见气阴两虚、肝肾阴虚型，慢性期及病程后期多见脾肾阳虚型。脾阳不足，升清乏力，统摄无权，也可导致精微物质下泄而成蛋白尿、血尿、肌肤发斑；脾阳亏虚，失于运化，土不制水，水湿停滞，甚则水湿泛滥侵及四肢而发为水肿。脾为气血生化之源，脾气虚弱，失于运化水谷精微，则见便溏、食少纳差，或完谷不化；化源不足，则面白，体虚乏力，病情难以恢复。肾阳亏虚则封藏无力，摄纳失司，精微物质下泄而成蛋白漏下，损耗五脏精气，精越漏则肾越虚，病越重。肾阳虚衰而气化不足，则见头面身肿，夜尿频多，重则胸水、腹水，下肢水肿皮亮欲破，举步维艰。肾阳虚衰失于温煦，则畏寒肢冷，腰膝酸软冷痛。二便失司，秽浊毒物泻下受阻，外烦扰神，可见面部红斑、四肢发斑疼痛、神昏智减。瘀积体内，蕴久成毒，侵犯五脏六腑，致脏腑阴阳失衡，可见心悸咳嗽、呕吐腹泻。由于病程迁延日久，多兼夹血瘀、湿浊或湿热，故患者常出现热象。此时宜区分虚热还是实热。实热以热毒内燔营血为主，虚热多见气阴两虚或肝肾阴虚。

1. 热毒炽盛

证候：多见急性活动期，起病急，高热不解，红斑隐隐，烦渴喜饮，关节红肿疼痛，尿赤，便结，吐血，甚则神昏谵语，抽搐。舌红绛，苔黄，脉洪大而数或脉弦而数。

治则：清热解毒凉血。

方药：犀角地黄汤加减。水牛角 30g，生地黄 20g，牡丹皮 15g，赤芍药 20g，黄芩 10g，金银花 30g，连翘 20g。水煎服，日 1 剂，早晚分服。

方解：方中水牛角代犀角清热凉血，因其本身能够活血，故清热凉血不留瘀；生地黄清热养阴，以防热毒伤阴，为君药。牡丹皮、赤芍偏寒，清热凉血，增强水牛角、生地黄凉血作用，共为佐药。黄芩清上焦心肺之热，肺热清则清肃下行；金银花、连翘清热解毒。全方共奏清热解毒、凉血之功，而无冰伏留瘀之弊。神昏谵语，可加安宫牛黄丸、紫雪丹之类；抽搐，加羚羊角粉、钩藤、全蝎等；瘀血明显者，加桃仁、红花、茜草、益母草、泽兰等；高热不退，选加生石膏、大青叶等；皮肤红斑明显者，选加紫草、七叶一枝花等。

2. 气阴两虚

证候：乏力倦怠，少气懒言，恶风畏寒，手足心热，自汗盗汗，口燥咽干，口干不欲饮，大便先干后溏。舌淡或舌红，苔薄白，脉细弱或细数。

治则：益气养阴。

方药：清心莲子饮加减。黄芪 50g，党参 20g，地骨皮 20g，麦门冬 20g，茯苓 15g，柴胡 15g，黄芩 15g，车前子 20g，石莲子 15g，白花蛇舌草 30g，益母草 30g，甘草 15g。水煎服，日 1 剂，早晚分服。

方解：原方以石莲子为君，取其清心火、涩精之效。黄芪、党参补气升阳；地骨皮、麦冬滋阴；黄芩清上焦心肺之热，肺热清则清肃下行；车前子、茯苓淡渗利湿；柴胡疏散肝胆郁热。全方补气滋阴、清热利湿合用，相辅相成。系统性红斑狼疮性肾炎多兼血瘀，故原方加益母草活血利水，加白花蛇舌草清热解毒，重用黄芪、党参补气固摄，用于蛋白尿日久不消。黄芪属甘温之品，量大久服多易生热，因此上方适用以气虚为主者较佳。若阴虚证较重，症见五心烦热，咽赤口干，小便黄赤，舌质红少苔，脉象细数或滑数，宜加生地黄、玄参、金银花、蒲公英；如伴血尿，可加大蓟、小蓟、茅根、蒲黄、侧柏叶等清热凉血止血之剂；如兼有轻度下肢浮肿，可加牛膝、车前子；如兼心悸、气短者，可加五味子、炙甘草；如兼头昏耳鸣、口黏、痰多、舌苔腻者，可加半夏、白术、天麻、泽泻等；如兼头昏耳鸣，口不黏，苔不腻，无痰，可加枸杞子、菊花、僵蚕、钩藤等。

3. 肝肾阴虚

证候：低热盗汗，面赤咽干，五心烦热，耳鸣脱发，两目干涩，腰酸乏力，关节肌肉隐痛，小便干结，心悸。舌红少苔，脉细数。

治则：滋养肝肾。

方药：参芪地黄汤加减。党参 15g，黄芪 15g，熟地黄 20g，山茱萸 15g，山药 20g，茯苓 20g，泽泻 15g，牡丹皮 20g，金樱子 20g，菟丝子 15g。水煎服，日 1 剂，早晚分服。

方解：方中熟地黄、山茱萸补益肾阴而摄精气，黄芪、党参补气健脾，山药、茯苓、泽泻健脾渗湿，牡丹皮清虚热，金樱子固摄精气，菟丝子以填肾精。兼水肿而见下肢浮肿者，可加牛膝、车前子、汉防己；夹瘀血者，加丹参、泽兰；若阴虚阳亢有头晕、耳鸣者，加僵蚕、菊花、磁石等；伴有月经不调者，加益母草、当归、制香附等。

4.脾肾阳虚

证候：神疲倦怠，面浮肢肿，腰酸乏力，形寒肢冷，面色少华，腹胀纳少，大便稀溏，尿少甚则尿闭，胸闷心悸，气短不能平卧，喘咳痰鸣，腹大如鼓。舌淡胖嫩，苔白滑，脉沉弱。

治则：健脾益肾。

方药：肾气丸合真武汤加减。熟地黄 20g，山茱萸 15g，山药 20g，茯苓 20g，泽泻 15g，牡丹皮 15g，肉桂 7g，附子 7g（先煎），菟丝子 20g，枸杞子 20g，桑螵蛸 15g，金樱子 20g，白术 25g，白芍药 25g，干晒参 15g，麦冬 15g，五味子 15g，益母草 30g，红花 15g，桃仁 15g，生姜 15g，甘草 15g。水煎服，日 1 剂，早晚分服。

方解：方中熟地黄、山茱萸补益肾阴而摄精气；山药、茯苓健脾渗湿；肉桂、附子温补肾阳，引火归元；桑螵蛸、金樱子固摄精气。肾中真阴真阳得补，阳蒸阴化，肾气充盈，精微得固，则诸症自消。参、术、苓、草益气健脾；白芍药、五味子、麦冬、敛阴滋阴。两方一者温补肾阳，二者健脾利水，共奏温补肾阳、健脾利水之功。益母草活血利水；桃仁、红花活血散瘀，改善血凝；与温阳药合用，以改善血行及肢体末端循环。益母草需重用方有效。附子具有回阳救逆、温补脾肾、散寒止痛功能，主治亡阳厥逆，表现为形寒肢冷、腹胀便溏、小便不利、四肢不温、水肿，甚则四肢厥冷，脉微沉伏（血压低不升）。附子的回阳功能，能够改善心肾功能，促进血液循环，从而消除水肿，恢复心肾功能。

若伴胸水者，可加葶苈子、白芥子、莱菔子。葶苈子可增强衰竭心脏的输出量，加强心肌收缩力，改善循环，增加肾脏血流而利尿，用于本病伴心衰、水肿皆有效。但用量宜大，一般在20～30g。气血两虚者可加生黄芪、当归、制何首乌；纳差、腹胀，可加鸡内金、白豆蔻、陈皮；腹水身肿，可加大腹皮、椒目、生姜皮、牵牛子、益母草、郁李仁、槟榔、厚朴、白豆蔻、木香等；尿血者，加仙鹤草、小蓟、藕节、白茅根；腰膝酸软者，加杜仲、续断。

（三）治疗特色

鞠建伟教授认为，系统性红斑狼疮性肾炎急性发作期虽然常以激素和免疫抑制剂治疗为主，但毒副作用较多，可导致脱发、胃肠道反应、贫血、白细胞减少、血小板减少、肝肾功能损伤、月经紊乱或闭经、并发各种感染等。中医治疗系统性红斑狼疮性肾炎在辨证论治理论的指导下，不但可以改善症状，降低复发率和死亡率，而且在减轻西药的毒副作用、减撤激素及免疫抑制剂的使用，以及提高患者的生存质量等方面均有明显的特色和优势。如活动初期的标证热毒炽盛证宜清热泻毒，以拮抗激素的"阳刚之品"。在激素诱导治疗期，大剂量的"阳刚之品"进入人体，可导致阳亢耗阴，阴液受损，表现出阴虚火旺症状，治疗上应及时予以养阴清热。在激素撤减阶段，外源性"阳刚之品"减少，自身的皮质激素功能长期受抑制未能恢复，患者常由阴虚向气虚转化，表现为气阴两虚，此时配合益气养阴中药可调节免疫功能，有利于激素逐渐减量，并缓解激素、免疫抑制剂的毒副作用，改善生存质量。益气养阴药可选用党参、黄芪、白术、生地黄、玄参、麦门冬、枸杞子、女贞子、旱莲草等。在缓解期激素减量过程中，因患者常出现脾肾阳虚之象，宜配合淫羊藿、菟丝子、肉苁蓉等温阳之品。因水湿久蕴有化热倾向，故不宜过用纯阳之品，以免损伤阴津。如患者出现周围血白细胞减少，宜选用鸡血藤、当归、制何首乌、黄精、黄芪、山药、党参等益气生血之品；如出现消化道及肝功能损伤，宜选用半夏、旋覆花、虎杖、鸡骨草等降逆止呕、护肝养肝之品。

鞠建伟教授认为，因系统性红斑狼疮性肾炎多为本虚标实，故宜扶正与祛邪兼顾，处处以顾脾胃护阴为要。因发病初期或病程中常有高热或低热，热邪最易伤津耗液，即使病程后期出现阳虚症状亦多寒热夹杂，故在温阳的同时宜加入生地黄、黄精等护阴之品，非必要之时不可妄投温燥之品，以免加重病情或发生危候。"祛邪即可以安正"，故"祛邪务尽"。另一方面，系统性红斑狼疮性肾炎具有病程迁延和反复发作的特点，需要长期服药。治疗本病的免疫抑制剂、糖皮质激素及某些苦寒中药及虫类药很容易损伤脾胃，导致纳食减少，不利于药物的吸收。如免疫抑制剂在服用过程中常会出现恶心、呕吐、厌食、消化不良、胃肠炎、腹痛腹泻、口腔及消化道溃疡等不良反应。糖皮质激素除妨碍组织修复、延缓组织愈合外，长期服用还可使胃酸及胃蛋白酶分泌增多，损害胃黏膜，出现泛酸、胃脘烧灼感、胃痛、消化道溃疡等，甚至导致消化道出血或穿孔。因此，在选用中药时，对于素体脾胃虚弱者，应适当加入四君子汤、参苓白术散、平胃散、胃苓汤等。

鞠建伟教授认为，免疫反应是导致系统性红斑狼疮性肾炎的关键，由于原位或循环免疫复合物沉积于肾小球，进而激活补体系统，使肾小球内产生炎症或凝血过程，导致肾小球毛细血管内微血栓形成及纤维蛋白沉积，并可致肾小球固有细胞增生，基质增多，中性粒细胞和单核细胞在肾小球浸润，使毛细血管壁狭窄甚至闭塞，在整个病变过程中产生瘀血的病理表现。因此，不论是在急性活动期还是亚急性活动期或慢性期，瘀血始终是主要病机。治疗中活血化瘀应贯穿始终，但应针对不同时期血瘀证的表现而选用不同的治则。

（1）凉血止血法：主要用于热毒炽盛、瘀热互结证，多见于急性活动期或继发性感染之时。常用药物如生地黄、水牛角、赤芍、牡丹皮、紫草等；若见壮热神昏，可用化斑汤、清瘟败毒饮，其中生石膏应加大剂量。

（2）养血活血法：主要用于气血双亏之血瘀证，多见疾病后期。此时脏腑机能衰退，血脉空虚，气不统血，无力推动血脉运行，常用药物如熟地黄、当归、黄芪、丹参、红花、鸡血藤等。

（3）止血活血法：主要用于血不循常道而外溢的瘀血出血证。如并发弥散性血管内凝血、血小板减少性紫癜等。常用药物如三七粉、茜草、蒲黄、藕节、仙鹤草等。

（4）破血逐瘀法：主要用于瘀滞日久，出现结块癥瘕等症。多见于并发肝脾肿大，炎性或非炎性包块，组织增生以及妇女经行腹痛、色黑有块，少腹急结，或股骨头坏死等。常用药物如桃仁、土鳖虫、水蛭、虻虫、苏木、莪术等。

四、验案精选

案 1

林某，女，16 岁，2010 年 9 月 12 日初诊。病历号：0001200150。

主诉：壮热，关节痛，伴面部、周身皮疹 1 个月。

病史：患者持续高热 1 个月，面部、躯干、四肢皮肤红疹，此起彼伏，伴关节疼痛，以双膝、双肘关节明显，西药曾服用泼尼松最高量 40mg/d，但热势时降时起，皮疹依然。

症见发热，关节痛，多处皮肤红疹，口干，舌红，苔黄腻，脉滑数。尿常规：尿蛋白（+），白细胞 1～2/HP，红细胞 1～2/HP，抗 Sm 抗体（+），抗核抗体（+）。

西医诊断：狼疮性肾炎。

中医诊断：痹病。

辨证：湿热伤阴，痹阻经络。

治则：清营救阴，化湿泄热。

处方：生地黄 20g，知母 15g，赤芍 15g，连翘 10g，金银花 30g，鸡血藤 30g，络石藤 30g，青蒿 10g，麦冬 15g，黄芩 12g，薏苡仁 30g，紫草 15g，大蓟 30g，小蓟 30g。7 剂，水煎服，日 1 剂，分 2 次服。

2010 年 9 月 19 日二诊：服上药后热势渐平，皮疹未尽，但未见新起，关节疼痛明显缓解，且激素渐减量未见热势反跳。尿常规：尿蛋白（±），无红细胞、白细胞，治疗效果满意。

【按】此狼疮性肾炎的主症为壮热，关节疼痛，大片皮疹，舌苔黄腻。此湿热之邪外袭，来势颇猛，化热直侵营分，痹阻经络，体内阴津损伤较甚。此时万不可只顾驱邪而忽视人体正气已耗，治疗应先考虑救护阴津，选用清营汤为主方。方中生地黄、知母能生津凉血，清热润燥，以阻止邪热耗津之害，达到泄热之效；然后加黄芩、连翘、金银花、薏苡仁、青蒿等清热化湿，驱除外邪。

案 2

何某，女，32 岁，2012 年 1 月 5 日初诊。病历号：0701200008。

主诉：泡沫状尿伴腰酸、乏力5年。

病史：确诊狼疮性肾炎病史5年，伴轻度肾功能损害。

症见面色萎黄，形体消瘦，腰楚胀痛，纳谷少馨，小便有泡沫，劳累后加重，大便时溏时结，舌胖，边有齿印，苔薄黄腻，脉细濡。尿常规：尿蛋白（+++），白细胞0～1/HP，红细胞8～10/HP。肾功能：血肌酐163μmol/L，尿素氮8.5mmol/L，抗dsDNA抗体（+）。

西医诊断：狼疮性肾炎。

中医诊断：虚劳。

辨证：脾肾两亏，湿浊内生。

治则：健脾益肾，祛湿导浊。

处方：党参15g，炒白术15g，厚朴12g，山药20g，山茱萸15g，白扁豆30g，炒杜仲15g，炒续断15g，莲子肉10g，薏苡仁30g，泽泻10g，沙苑子15g，芡实15g，知母10g。7剂，水煎，日1剂，分2次服。

2012年1月12日二诊：服药后患者自觉乏力、足跟痛好转，但面色依然。尿常规、肾功照旧。考虑病程较长，病情缠绵，不可能一时奏效，嘱其继服上药，加用黄芪30g、黄精30g，继续补益脾肾。

患者连续服药3个月后，体力显著改善，纳谷不馨转为思食，面色转华，大便正常。信心顿增，坚持服药至今。复查尿常规，蛋白维持在（+）左右，肾功能皆正常。

【按】脾主运化，为后天之本；肾主藏精，为先天之本。体内精液的输布、尿液的生成和排泄，全赖肾中精气的蒸腾气化，而肾精的充足又靠脾的不断生化。脾肾日衰，无以生化，精微不固而外泄，则蛋白尿不断，久则必致肾脏损害。该患者的治疗，先扶其衰败的脾肾功能以补先后天之不足，中州得运，肾气渐充，精气乃足，故蛋白尿渐渐消退。该患者贵在坚持服药，则疗效日益显著。正气存内，邪不可干，湿浊自除，则肾功能得以恢复正常。

良性肾小动脉硬化症

良性肾小动脉硬化症又称高血压肾损害，是全身动脉硬化的一个组成部分。研究表明，单纯高血压持续 15 年，可出现靶器官损害；持续 5 ～ 10 年，即可引起肾脏小动脉硬化、管壁增厚、管腔狭窄，进而继发肾实质缺血性损害，造成良性小动脉性肾硬化症。良性肾小动脉硬化多见于中老年人，平均发病年龄>50岁。随着我国老龄化进程的加快，良性肾小动脉硬化症的发病率呈升高趋势。由于高血压的发生与炎症状态、氧化应激及内皮损伤等诸多因素密切相关，因此良性肾小动脉硬化症的发生和发展与高血压程度和持续时间呈正相关，同时也受到许多因素的影响，如性别、年龄、种族及是否伴有其他疾病（如糖尿病等）。

一、病因病机

本病根据临床表现，应属于中医学眩晕、头痛、腰痛、水肿及关格等病证范畴。因劳倦过度，情志失调，过食膏粱厚味，嗜烟酗酒，致脏气内伤，或先天禀赋不足所致。病位主要在肝肾两脏，病重渐及脾胃、三焦和膀胱等。本病较先出现的主症为眩晕、头痛，与肝脏、肾脏密切相关。《素问·至真要大论》曰："厥阴之胜，耳鸣头眩，愦愦欲吐。"《素问·五脏生成》云："头痛颠疾，下虚上实，过在足少阴、太阳，甚则入肾。"这里厥阴指肝脏，足少阴即肾脏，太阳经脉上循头顶，故眩晕、头痛。肝气过胜，肝火肝阳上亢则眩晕、头痛。看似上实之证，其根在于下虚，即肾水虚，故云"上实下虚"。因肝与肾为乙癸同源，水木相生相济，若肝木失于涵养，则肝阳妄动化火，夹肝阳上亢，扰动头内髓海则眩晕、头痛发生。若失治误治，影响脾、胃、三焦，气化不行，甚至肾脾衰败，升降之机紊乱，则水肿、关格相继发生。

二、诊断与鉴别诊断

（一）临床表现

良性肾小动脉硬化症的主要临床表现为蛋白尿及肾功能受损。多见于 50 岁以上中年老人，有长期缓慢进展的高血压病史，且多有吸烟等危险因素。随着病程的发展，肾功能逐渐衰退，早期可出现夜尿增多、多尿等肾小管功能受损表现，晚期可出现肾小球功能损害。尿常规检查仅有轻度异常，部分患者有少量蛋白尿（都 <1.5g/d），以小分子蛋白为主。

良性肾小动脉硬化症的病理表现以广泛肾小球入球小动脉透明样变和小叶间动脉肌内膜增厚为特征，即动脉平滑肌细胞被纤维细胞替代，伴内膜下透明样物质积聚，同时伴肾小球及小管间质缺血表现。其发病机制与高血压导致的肾脏血流动力学改变有关。临床表现大致可分为 4 期。

1.肾损害前期

此期可通过与肾脏病有关的尿和血的系列检测进行筛选。例如尿中微量白蛋白、β_2 微球蛋白及尿溶菌酶可增高，同时伴有高尿酸血症。

2.肾小管功能异常期

良性肾小动脉硬化症患者的肾小管功能损害出现较早，常表现为夜尿增多，尿渗透压及尿比重有不同程度的降低，但尿常规检查也可能正常。

3. 肾小球功能异常期

此期以不同程度的蛋白尿为特征，一般为轻中度蛋白尿，24小时尿蛋白定量一般<1.5g。

4. 肾功能不全期

随着肾小球功能下降及病程进展，肌酐清除率下降，肾脏可出现不同程度的损害，患者可逐渐出现肾功能失代偿表现，但病程进展相对缓慢，贫血较轻，少数患者可发展为尿毒症。

（二）实验室与辅助检查

1. 多为轻中度蛋白尿，24小时尿蛋白定量多在 $1.5 \sim 2.0g$；镜检有形成分（红细胞、白细胞、透明管型）少，可有血尿；早期血尿酸升高，尿 NAG 酶、β_2-MG 增高，尿浓缩 - 稀释功能障碍；Ccr 多缓慢下降，血尿素氮、肌酐升高。肾小管功能损害多先于肾小球功能损害。

2. 影像学检查显示肾脏多无变化，发展致肾衰竭时可出现肾脏不同程度的缩小；核素检查提示早期即出现肾功能损害；心电图常提示左心室高电压；胸部 X 线或超声心动图常提示主动脉硬化、左心室肥厚或扩大。

3. 临床诊断困难者在早期应做肾活检。

（三）诊断要点与鉴别诊断

本病多见于中老年人，有明确的长期高血压病史（高血压病史多在 10 年以上，年龄越大发病率越高），并排除继发性高血压。

伴高血压所致的其他症状及靶器官损害的表现，如头晕、头痛、心室肥厚及高血压眼底损害等。

临床表现以小管间质损害为主，表现为夜尿增多、低比重尿及肾小管性蛋白尿、尿中微量白蛋白及 β_2 微球蛋白升高、尿酸排泄减少等。部分患者表现为蛋白尿增多及少量镜下血尿，少数表现为单纯性血肌酐升高。

泌尿系 B 超检查，大多数患者双肾体积缩小和（或）双肾大小不等，肾表面不光滑或皱缩，同时排除原发性肾脏疾病。

肾活检显示肾小动脉硬化为主的病理改变，以入球小动脉透明样变及小叶间动脉及弓状动脉壁肌内膜增厚为特征，可伴有不同程度的缺血性肾实质损害和小管间质病变。

应注意与慢性肾小球肾炎继发高血压、慢性肾盂肾炎继发高血压、肾动脉粥样硬化性缺血性肾病及恶性高血压引起的肾损害相鉴别。

三、辨治要点

（一）常规治疗

1. 一般治疗

（1）控制体重。尽量将体重指数（BMI）控制在 25 以下，降低体重对改善胰岛素抵抗、糖尿病、高脂血症和左心室肥厚均有益处。

（2）低钠饮食。每日食盐量以不超过 6g 为宜。

（3）补充钙和钾盐。多食新鲜蔬菜，喝牛奶，以补充钙和钾。

（4）减少脂肪摄入。膳食中脂肪的摄入控制在总热量的 25% 以下。

（5）戒烟，限制饮酒。

（6）加强运动。运动有利于减轻体重，改善胰岛素抵抗，提高心血管的适应调节能力，稳定血压。

2. 降压治疗

良性肾小动脉硬化症的防治措施是对高血压患者及早进行肾损害的预防和监测，以有效控制血压，使其稳定在目标值范围内，积极保护靶器官功能。因此降压是本病治疗的关键。研究显示，血压正常偏高的患者，发生终末肾衰竭的风险较正常血压者高 12 倍，因此对 1～2 级轻度高血压患者及血压正常偏高的患者应积极治疗，以防止良性肾小动脉硬化。目标血压应控制在 130/80mmHg，降低脉压差及收缩压更为重要。对于易发生高血压肾损害的人群，如并发糖尿病、高脂血症或高尿酸血症的患者，目标血压值应更低。

对于良性肾小动脉硬化症的降压药物首选 ACEI 和 ARB，因为其不仅可以控制全身血压，还可选择性地扩张肾小球的出球动脉，从而降低肾小球内的高压力、高灌注及高滤过状态，防止肾小球进一步损伤，对高血压造成的肾损害具有保护作用。老年患者不宜将血压降得过低，以保证维护心脑的正常供血。

3. 其他治疗

积极治疗高血压性肾损害的危险因素，如高脂血症、胰岛素抵抗和高尿酸血症，控制体重，这对延缓疾病进展和改善预后均有重要意义。

（二）中医辨证论治

本病早期应以滋肾平肝、清火潜降为主；中期多并发水肿，应兼健脾利湿，固摄精微；后期转入关格，应扶正降浊，疏利三焦，和中安胃。若病久入络，夹有瘀血，当合用活血化瘀通络之品。病虽较顽，依法久治，仍可获效。

1. 阴虚阳亢

证候：眩晕耳鸣，头痛且胀，每因烦劳或恼怒加剧、头痛加重，面色潮红，急躁易怒，腰膝酸软，五心烦热，心悸失眠，蛋白尿或血尿，舌红，苔薄黄或红，少苔，脉弦细数。

治则：滋补肝肾，潜阳息风。

方药：天麻钩藤饮加减。天麻 10g，钩藤 15g，石决明 15g，炒栀子 12g，黄芩 12g，川牛膝 15g，益母草 20g，桑寄生 15g，夜交藤 20g，茯神 15g。水煎服，日 1 剂，早晚分服。

加减：病重者，加水牛角；肝火过旺者，加龙胆草、菊花、丹皮；阴虚明显者，加服杞菊地黄丸。

2. 气血亏虚

证候：眩晕、动则加剧、劳累即发，面色苍白，唇甲不华，发色不泽，心悸少寐，神疲懒言，纳差便溏，甚或小便不利，尿蛋白或小便混浊，肢体浮肿，舌淡，苔薄白，脉沉细弱或结代。

治则：补益气血，健脾运胃。

方药：归脾汤加减：白术 15g，茯神 15g，黄芪 20g，龙眼肉 6g，酸枣仁 30g，人参 15g，木香 12g，甘草 10g，当归 15g，远志 15g。水煎服，日 1 剂，早晚分服。

加减：脾胃虚弱明显者，当归宜炒，并加砂仁、神曲；脾胃虚寒、中阳不足者，可加桂枝、干姜；血虚甚，可加熟地黄、阿胶、紫河车粉，并重用参芪。

3. 肾精不足

证候：眩晕耳鸣，失眠多梦，心悸健忘，腰膝酸软，小便混浊。偏于阳虚者，四肢不温，形寒怯冷，纳差便溏，舌质淡，脉细无力；偏于阴虚者，五心烦热，舌红少苔，脉弦细数。

治则：偏阴虚者，补肾滋阴；偏阳虚者，补肾助阳。

方药：补肾滋阴用左归丸加减。枸杞子 15g，龟板胶 10g，鹿角胶 10g，牛膝 15g，山药 15g，山茱萸 15g，熟地黄 15g，菟丝子 15g。水煎服，日 1 剂，早晚分服。

补肾助阳用右归丸加减。熟地黄 15g，制附子 10g，肉桂 10g，山药 20g，山茱萸 15g，菟丝子 15g，鹿角胶 10g，枸杞子 15g，当归 15g，杜仲 15g。水煎服，日 1 剂，早晚分服。

加减：若阴虚内热明显，加醋鳖甲、盐知母、盐黄柏、地骨皮；若阴阳两虚均明显，加龙骨、牡蛎、珍珠母，以潜浮阳，同时应注意突发中风之可能。

4. 痰浊阻滞

证候：眩晕，头重如蒙，胸闷呕恶，多痰，纳差，或形体偏胖，肢体浮肿，腰以下尤甚，小便不利，混浊不清，舌体胖，舌质淡，舌苔白腻，脉弦滑或沉缓。

治则：燥湿化痰，健脾和胃。

方药：半夏白术天麻汤加减。半夏 12g，天麻 15g，茯苓 15g，橘红 15g，白术 15g，甘草 10g。水煎服，日 1 剂，早晚分服。

加减：若呕恶甚，加代赭石、生姜、竹茹；若耳鸣重听，加葱白、郁金、菖蒲，以通阳开窍；若痰郁化火，可加黄连、黄芩、胆南星。

5. 瘀血阻络

证候：眩晕，头昏胀痛、下午或夜间加重，小便混浊或蛋白尿，神疲健忘，思维迟缓，肢体浮肿，舌暗或有瘀斑，脉细弱或涩。

治则：活血化瘀，行气利水。

方药：血府逐瘀汤加减。桃仁 12g，红花 12g，当归 15g，生地黄 20g，川芎 12g，赤芍 15g，川牛膝 15g，桔梗 15g，柴胡 12g，枳壳 15g，甘草 10g。水煎服，日 1 剂，早晚分服。

加减：兼痰浊阻滞，加半夏、白术、天麻；若兼热象，加丹皮，重用生地黄、赤芍。

上述各证，一旦出现蛋白尿，可加沙苑子、芡实、五味子；肉眼或镜下血尿，可加白茅根、大小蓟、三七粉、侧柏叶、地榆炭、茜草；肾功能不全，可加大黄、槟榔、海藻；兼有肾性贫血者，可加黄芪、当归；阴虚内热明显者，可加知母、黄柏；血压升高者，可加菊花、钩藤、黄芩、夏枯草。

四、验案精选

林某，女，43 岁，2015年4月11日初诊。病历号：3200104002。

主诉：发现高血压1年半，尿检异常两个月多。

病史：2013 年夏季头昏、头痛，查血压 180/110mmHg，口服降压西药后好转，但常易波动，故间断服降压药维持，未做进一步检查。至 2015 年 2 月 1 次外感后血压升至 190/120mmHg，尿黄不利。尿检示：尿蛋白（++），潜血（+）。2月20日赴某医院住院诊治，查尿常规：尿蛋白（++），潜血（+）；血糖5.6mmol/L；血清肝功能及肾功能基本正常；3月4日肾穿活组织病理检验：符合高血压病肾损伤；良性小动脉性肾硬化症。给予西药降压及对症治疗1月余，血压可降，但有波动，尿检无明显改善。

症见阵发性头昏头痛，颜面、眼睑肿胀，下肢酸困，腰痛，胁肋胀痛不适，尿略频、色黄，夜尿2次，大便成形、每日1次。脉沉细弦滑、重按较弱，舌红暗，苔黄白相间而厚腻。血压110/80mmHg，其余各项检查同前所述。

西医诊断：良性肾小动脉硬化症。

中医诊断：水肿。

辨证：肝肾阴虚，湿热内注。

治则：滋肾平肝，清热化湿，佐以健脾，固摄精微。

西药处方：蒙诺 10mg，每日 1 次，继服。

中药处方：生地黄 15g，山茱萸 15g，丹皮 15g，旱莲草 15g，黄芩 12g，草决明 15g，怀牛膝 15g，丹参 15g，川芎 12g，泽泻 15g，黄芪 30g，白术 15g，金樱子 15g。水煎服，日 1 剂，早晚分服。

2015 年 5 月 12 日二诊：坚持服上药 30 剂，诸症减轻，仍头晕头痛、腰痛，但较前明显减轻，近又耳鸣，尿利、色清亮，已不浮肿。脉沉细滑，舌红暗，苔薄黄。血压90/50mmHg。尿检：尿蛋白（++），24小时尿蛋白定量0.36g；尿β_2-MG240μg/mL，血β_2-MG4945μg/mL。

蒙诺改为5mg，每日1次。初诊中药方继服。

2015年7月21日三诊：至今历时两个多月，服上药60剂，现有时头昏头痛、口苦，腰痛、右侧有灼热感、左侧不明显，尿利，大便偏干，余无明显不适。脉细滑，舌淡红，苔薄黄。血压基本稳定，偶尔收缩压超过120mmHg，舒张压在80～50mmHg。尿检：均阴性，24小时尿蛋白定量0.11g；血β_2-MG3 538μg/mL。治以滋养肝肾，益气扶正，佐以清肝化瘀，肃清余邪。

处方：生地黄15g，山茱萸15g，白芍20g，丹皮12g，怀牛膝15g，杜仲15g，钩藤15g，草决明15g，党参15g，益母草20g，泽泻15g，丹参15g，凌霄花20g。水煎，日1剂，早晚分服。

2015年9月1日四诊：病情缓解，血压及尿蛋白未有明显波动。舌淡红略暗，苔薄白，脉细缓。尿检：尿蛋白（-），潜血（-）；肾功能：血清119μmol/L，血尿素氮8.85mmol/L，尿酸424μmol/L；电解质均在正常范围；血脂：胆固醇5.78g/L，脂蛋白1.56mmol/L。之后间断门诊服药，病情稳定。

【按】本病属肝阳眩晕并腰痛、水肿。患者肾阴亏虚日久，肝失濡养，肝阳上亢，化生内热。肝失疏泄，脾失转输，水湿内蓄，内热水湿不得宣泄，故而导致本病发生。良性肾小动脉硬化症多见于中老年人，主要由高血压引起，进而导致肾脏损害。西医主张以降血压为主，并注意并发症对症治疗。中医主张从调理肝肾入手，注意整体调节，辨证施治，不仅可降压，而且对小动脉硬化导致的肾脏组织损害和临床症状也有改善，只要坚持治疗，多可达到较好的疗效。必要时可以中西医结合治疗。

尿酸性肾病

尿酸性肾病是由于嘌呤代谢紊乱引起血尿酸产生过多或排泄减少形成高尿酸血症所致的肾损害，通常称为痛风性肾病。尿酸及其盐类结晶除在关节内及关节周围沉积引起关节炎症外，还在肾小管间质部位沉积，引起肾脏组织与肾功能损害的病变。随着我国人们生活水平的提高、饮食结构的改变及医疗卫生条件的改善，其发病率亦逐年升高。临床表现可有尿酸结石，小分子蛋白尿、水肿、夜尿、高血压、血尿酸升高及肾小管功能损害。本病西方国家常见，国内以北方、沿海多见，无明显的季节性，肥胖、喜肉食及酗酒者发病率高。本病如能早期诊断并给予恰当的治疗（控制高尿酸血症和保护肾功能），肾脏病变可减轻或停止发展，如延误治疗或治疗不当，则病情可恶化并发展为终末期肾衰竭而需要透析治疗。

一、病因病机

根据本病的临床表现及病理演变过程，早期属于中医学"痹病""历节病""白虎历节""痛风"等范畴，后期所引起的肾脏病变及其并发症则归属于"腰痛""水肿""淋证""关格""溺毒"等范畴。

痹病之名，最早出于《黄帝内经》。《素问·痹论》指出："风寒湿三气杂至，合而为痹也。其风气胜者为行痹，寒气胜者为痛痹，湿气胜者为着痹也。"张仲景《金匮要略·中风历节病脉证并治》云："历节病，不可屈伸，此皆饮酒汗出当风所致。""病历节，不可屈伸，疼痛。"严用和《济生方》曰："白虎历节，由体虚之人，将理失宜，受风寒湿毒之气，使筋脉凝滞，血气不流，蕴于骨节之间，或在四肢，肉色不变，其病昼轻夜剧，其痛彻骨，如虎之啮，故名白虎也。痛如掣者为寒多，肿满如脱者为湿多，汗出者为风多。"《丹溪心法》与《外台秘要》等医书记载痛风的症状是："昼静而夜发，发时彻骨酸痛，痛有定处，其痛处赤肿灼热或浑身壮热。"其病因病机是"瘀浊凝涩""气血为邪所闭"，并认为本病"入腑则病浅易治，入脏则病深难治"。痛风若累及肾脏，则治疗难度增大。

鞠建伟教授认为，本病的病因病机分先天、后天两类，外感风寒湿热，致湿浊之邪内生，流注关节，阻滞脉络，不通则痛而发病；或素食肥甘厚腻，或先天禀赋不足，或病久或伤及脾胃，或夹瘀血痰浊，或湿热炼液成石，而致变证丛生。

1. 湿热痹阻

素体阳气偏盛，内有蕴热，或阴虚阳亢之体，感受外邪侵袭，邪气入里化热，流注经络关节；或风寒湿邪日久，缠绵不愈，邪留经脉，入里化热，气血痹阻，而致关节疼痛，局部灼热、红肿、痛不可触，不能屈伸，得冷则舒；小便黄赤、灼热或涩痛不利，大便黏滞不爽或秘结。《证治准绳·痹》云："热痹者，脏腑移热，复遇外邪，客搏经络，留而不行，阳遭其阴，故群痹翕然而闷，肌肉热极，体上如鼠走之状，唇口反裂，皮肤色变。"湿邪黏腻，入里化热，致成湿热。湿热蕴于体内，阻遏气血运行，肾脏虚损；湿热之邪蕴结下焦，膀胱气化不利而小便黄赤、灼热或涩痛不利。

2. 寒湿阻络

正气不足，风、寒、湿合邪而以寒邪为主侵袭人体，闭阻经络，气血运行不畅，而引起肌肉、筋骨、关节发生疼痛。痛有定处，疼痛较剧，得热痛减，遇寒痛增；夜尿多，小便清长。《金匮翼·痹症统论》云："痛痹者，寒气偏胜，阳气少，阴气多也。夫宜通，而塞则为痛，痹之有痛，以寒气入经而稽迟，注而不行也。"此有内外二因：外因多与严冬涉水、步履冰雪、久居寒湿之地等，导致风寒湿邪以寒邪为主侵入机体有关。内因主要与脏腑阴阳失调、正气不足有关。其病机是在正气虚弱的前提下，风寒湿邪（以寒邪为主）侵袭，痹阻经络、肌肉、关节，气血运行不畅而致脏腑虚损。寒为阴邪，易伤阳气。肾中藏有真阳，为一身阳气之本，寒邪直中，致肾阳虚损，膀胱气化无力，而夜尿多，小便清长。

3.脾肾虚衰，湿浊瘀血

肾脏疾病日久，肾气亏虚，脾运失健，气化功能不足，开阖升降失司，当升不升，当降不降，当藏不藏，当泄不泄，形成本虚标实之证。水液内停，泛溢肌肤而为肿；行于胸腹之间，而成胸水、腹水；肾失固摄，精微下泄，而成蛋白尿、血尿；湿蕴成浊，升降失司，浊阴不降，则见少尿、恶心、呕吐。其病之本为脾肾虚衰，水湿、湿浊是主要病理因素。但久病入络，可从虚致瘀或从湿致瘀，而见水瘀互结，或络脉瘀阻。

二、诊断与鉴别诊断

（一）临床表现

尿酸性肾病的临床表现可分为肾脏和肾外两个部分。

1.肾脏表现

（1）急性尿酸性肾病：高尿酸血症急性发作时往往导致急性肾衰，这种情况通常称急性尿酸性肾病。急性尿酸性肾病可表现为少尿性肾衰竭，主要发病机制是尿酸在远端肾单位的肾小管形成结晶析出沉淀；小管液流经这些肾单位时由于水分被重吸收和进一步酸化，以及非电离的尿酸在这一酸性环境内溶解度较低，尿酸在肾内形成微晶体导致肾内积水和急性肾衰；肾小球滤过速度因囊内压力加大而变慢，肾脏血流减少；脱水和细胞外液不足可通过增肌小管液和尿液尿酸浓度而进一步加重肾脏损害。急性尿酸性肾病通常发生在过多尿酸生成时。多见于横纹肌溶解，以及某些恶性肿瘤和骨髓增生性疾病的放化疗期，起病急，大量尿酸结晶沉积于肾小管，使肾内梗阻，导致少尿型急性肾衰竭。

（2）慢性尿酸性肾病：慢性尿酸性肾病常见于中年以上男性，多伴见痛风性关节炎、痛风石，或尿酸性尿路结石。慢性尿酸性肾病是肾实质病变的常见类型，有两种形式：一种是间质性肾炎，尿酸盐结晶主要沉积在肾间质，越向肾髓质深部病变越显著，而肾皮质较少累及。一种是肾中小动脉硬化。早期仅有血尿酸升高，随着病情进展，逐渐出现蛋白尿，尿浓缩功能减退，可有尿路结石。尿路结石堵塞肾小管及尿路时可产生肾绞痛，继发感染可出现尿频、尿急、尿痛、发热。晚期因肾小球受累，肾功能可呈进行性恶化，出现氮质血症和高血压等，最终进展至终末期肾病。

2. 肾外表现

尿酸性肾病大多数伴有关节病变，60% 以上患者的关节病变发生在肾病变之前，呈急性或慢性关节炎表现。急性关节炎起病急，可见关节局部红肿热痛，运动受限。慢性关节炎表现为关节肿胀、变形、畸形、僵直，多先侵犯第一趾关节，其后为足跟、手指、肘膝关节，可有痛风石出现。

（二）实验室检查

1. 尿沉渣

可见轻度蛋白尿，伴少量红细胞，尿 pH<6.0。

2. 生化检查

血尿酸>390μmol/L，尿尿酸>4.17μmol/d，ESR增快；血肌酐（晚期）升高>124μmol/L。

3. 肾活检

单纯性尿酸性肾病，如果病因清楚，一般无需肾活检。如考虑伴随其他肾脏疾病出现的高尿酸血症，需要肾活检以明确诊断。肾活检多为肾间质－肾小管病变，在肾间质及肾小管内可见双折光的针状尿酸盐结晶。

（三）诊断标准与鉴别诊断

1. 诊断标准

参照2008年中华中医药学会肾病分会尿酸性肾病的诊断、辨证分型及疗效评定（试行方案）。

（1）多见于中年以上男性患者或绝经期妇女，有痛风性关节炎或痛风结节、尿酸性尿路结石等病史。

（2）男性血尿酸>417μmol/L（7.0mg/dL），女性尿酸>357μmol/L（6.0mg/dL）；肾功能正常者，尿尿酸分泌超过800mg/d（418mmol/d）。

（3）临床可见慢性肾间质肾炎表现，早期可仅有轻至中度蛋白尿及尿液浓缩功能减退（晨尿渗透压低），肾小球过滤正常，晚期可有高血压和氮质血症。

（4）肾小球滤过率≥30mL/min。

（5）排除继发性尿酸性肾病。

2. 鉴别诊断

尿酸性肾病的肾脏表现突出，关节病变轻微，关节病变发生在肾脏病变之后，且无肾结石表现，容易误诊为慢性肾小球肾炎或慢性肾盂肾炎。

（1）慢性肾小球肾炎：其主要病变在肾小球。由于肾小球滤过功能减退，尿酸排出量减少，致使血尿酸升高，但尿尿酸不高或降低。肾小球功能障碍在肾小管功能障碍之前出现，有肾炎病史，多伴大量蛋白尿，较少发生关节炎及肾结石。

（2）慢性肾盂肾炎：少部分患者可有结石，但无血尿酸升高，尿石分析多为非尿酸盐。

三、辨治要点

（一）常规治疗

1. 饮食控制

肥胖和糖尿病是痛风的诱因，调节饮食、控制热量的摄入、避免过胖是防治痛风和高尿酸血症的重要措施。要限制嘌呤的摄入，减少外源性蛋白，以降低血清尿酸水平，增加尿酸的排出。维生素 B 和维生素 C 能促进组织内沉着的尿酸盐溶解。因尿酸易溶解于碱性液中，故多食用碱性食物，可使尿液呈碱性，从而促进尿酸的排出。对于高尿酸血症，维持足够的尿量和碱化尿液十分重要，亦有利于尿酸排出。

2. 对症药物治疗

（1）促进尿酸排泄药物：凡肾功能尚好、尿酸排泄正常者，可用排尿酸药物，如丙磺舒。此药能阻止肾小管对尿酸的重吸收，促进尿酸的排出。但每日尿酸排出量超过 900mg 或已有明显尿石症的患者不宜使用此药。丙磺舒的初始量为 1 日 1 次，1 次 0.5g。如无明显反应可加至 1 次 0.25 ~ 0.75g，1 日 4 次。血尿酸降为 360μmol/L 时，改为 0.5g/d 维持。

（2）尿酸合成抑制剂：别嘌呤可抵制黄嘌呤氧化酶，从而减少黄嘌呤和尿酸的合成，对伴有肾损害者同样有效，是痛风的首选药物。初始量为 1 次 100 ~ 200mg，日 2 次，必要时可加至 600mg/d。

（3）碱化尿液：碱化尿液可使尿酸结石溶解，防止尿酸结石生成，以尿 pH 维持在 6.5 ~ 6.8 最为适宜。尿 pH>7 时，钙盐易沉淀。碳酸氢钠片，1 次 2g，1 日 3 次，口服。根据服药期间的尿 pH 或血尿酸值酌情增加药量。

3. 关节炎的防治

（1）秋水仙碱：急性期初始 0.5mg，每小时 1 次，总量达至 6mg 时可减量至每次 0.5mg。如累计药量期间出现症状缓解，以及腹泻等胃肠道反应时应停药。

（2）吲哚美辛：首次 75mg，口服，以后 1 次 50mg，6 小时 1 次，至症状缓解；天后改为每小时 1 次，用药 1 天，再改为 25mg，8 小时 1 次，共 3 次。

（二）中医辨证论治

鞠建伟教授认为，本病临证要注意两个问题：一是痹病的辨证论治，痛风关节炎发作时，这类患者以寒湿痹阻多见。如肢体关节肿痛沉重，腰痛，畏风恶寒，手足不温，遇阴雨寒凉，关节疼痛易加重。脉沉弦紧，舌质暗红，苔白腻等。如肾功能大致正常，可适当加用消炎止痛类西药，但不可过量，以免造成肾脏损伤。二是出现肾损害时，可按照慢性肾炎、尿路结石、蛋白尿、慢性肾衰等辨证论治，如病情较复杂，两者也可结合运用。临床主要根据以下三类辨证分型治疗。

1. 湿热痹阻

证候：发病较急，足趾及踝关节红肿疼痛较著，喜凉恶热，口苦黏腻，腰痛，甚或发热，尿黄混浊，或见石淋，大便不畅或秘结。舌质红，苔黄厚腻，脉滑数。尿检有轻度蛋白尿和 / 或血尿；血尿酸、尿尿酸偏高。

治则：清热利湿，活血通络。

方药：三妙丸合当归拈痛汤加减。黄柏 10g，苍术 15g，川牛膝 15g，当归 15g，川芎 12g，羌活 15，苦参 10g，葛根 15g，防风 15g，知母 15，泽泻 10g，猪苓 10g，黄芩 12g。水煎服，日 1 剂，早晚分服。

加减：发热者，加生石膏；关节及下肢肿者，加土茯苓、萆薢、薏苡仁、木瓜；疼痛甚者，加赤芍、鸡血藤、桃仁、红花；蛋白尿者，加芡实、沙苑子；血尿者，加侧柏叶、地榆炭。

2. 寒湿痹阻

证候：肢体关节肿痛沉重，腰痛，畏风恶寒，手足不温，遇阴雨寒凉关节疼痛易加重。舌质暗红，苔白腻，脉沉弦紧。可见轻度蛋白尿和／或血尿。

治则：温阳散寒，除湿通络。

方药：桂枝芍药知母汤化裁。桂枝 15g，制附片 10g（先煎），麻黄 10g，白芍 20g，知母 15g，白术 15g，防风 12g，干姜 10g，萆薢 15g，薏苡仁 30g，怀牛膝 15g，当归 15g，川芎 12g，炙甘草 6g。水煎服，日 1 剂，早晚分服。

加减：尿酸过高者，加泽泻 15g，秦皮 15g，车前子 15g（包煎），以促进尿酸排出；面肢浮肿，尿蛋白阳性者，加黄芪 30g，石韦 15g，芡实 30g，以益气健脾，固摄精微；血压偏高，头晕头痛者，去麻黄、炙甘草，加炒杜仲 20g，钩藤 15g，以益肾平肝。

3. 肾阴亏虚，湿浊瘀血

证候：足踝痛或不痛，腰酸乏力，五心烦热，口干，口渴，舌紫或暗，苔腻，脉细数。

治则：滋阴补肾，化湿祛浊，解毒活血。

方药：六味地黄丸合桃红四物汤加减。熟地黄 20g，山茱萸 20g，山药 20g，茯苓 15g，牡丹皮 15g，泽泻 15g，桃仁 15g，赤芍 20g，丹参 20g，连翘 20g，红花 15g，当归 20g，柴胡 15g，生地黄 15g，大黄 15g（后下）。水煎服，日 1 剂，早晚分服。

加减：伴纳呆、恶心、乏力者，加黄芪 30g，党参 20g 益气健脾之品，以扶正健脾；伴肾功能不全者，加大黄、槟榔、海藻祛瘀化浊。

四、验案精选

案 1

张某，男，57 岁，2012 年 1 月 8 日初诊。病历号：0700014366。

主诉：足趾疼痛 1 周。

病史：既往嗜食肥甘，患痛风病 5 年。近 1 周因食海物而出现足趾疼痛，且逐渐加重。

症见大脚趾疼痛，皮肤色红不显，肩及膝关节亦痛，尿稍黄，舌淡红，苔白，脉滑。化验：血尿酸 527μmol/L，血肌酐 140μmol/L，尿化验正常。

西医诊断：痛风性肾病。

中医诊断：痹病。

辨证：湿热内阻，瘀血阻络。

治则：清热利湿，活血通络。

处方：黄柏 10g，苍术 15g，桂枝 15g，威灵仙 15g，红花 15g，羌活 15g，防己 15g，白芷 15g，桃仁 15g，川芎 12g，土茯苓 30g，薏苡仁 30g，萆薢 20g，金银花 30g，地龙 15g。7 剂，水煎服，日 1 剂，早晚分服。

2012 年 1 月 15 日二诊：服药 7 剂，足趾痛明显减轻，几乎不痛，膝关节痛亦减轻。

继服上药加减 14 剂，足趾及肩膝关节疼痛消失，血尿酸为 420μmol/L。

【按】本案为尿酸性肾病，未见蛋白尿。血尿酸与血肌酐同为代谢产物，均由肾脏代谢排出体外。即使降至正常，仍需坚持服药。本患者以土茯苓淡渗利湿解毒；萆薢分清化浊，除湿利关节；薏苡仁利湿消肿；地龙搜风通络，祛顽痹麻木僵硬，缓解疼痛。鞠建伟教授认为，土茯苓治疗痛风效果明显，可降尿酸。疼痛重者加萆薢、车前子。其中土茯苓须重用，可用至 30 ~ 50g。《本草纲目》谓："土茯苓祛风湿，利关节，治拘挛骨痛。"《本草正义》云："土茯苓利湿祛热，能入络，搜剔湿热之蕴结疼痛，甚至腐烂，又毒火上行，咽喉痛溃，一切恶症。"

案 2

王某，女，45 岁，2012 年 12 月 21 日初诊。病历号：0700541305。

主诉：乏力、关节痛 10 年余，加重半月。

病史：患者既往痛风病史 10 年，半月前腰痛乏力明显，双足踝关节红肿、疼痛，行走不利。化验肾功能：尿素氮 12.4μmol/L，血肌酐 248μmol/L，尿酸 724.0μmol/L，尿蛋白（＋）。

症见腰酸痛，乏力，双侧踝关节红肿热痛，口干，舌淡紫，苔白，脉沉细。近期进食动物内脏，饮啤酒。

西医诊断：痛风性肾病。

中医诊断：虚劳。

辨证：脾肾虚衰，湿浊瘀血。

治则：益气健脾补肾，化湿解毒活血。

处方：黄芪 30g，党参 20g，生地黄 20g，熟地黄 20g，山茱萸 15g，山药 20g，茯苓 15g，丹皮 15g，泽泻 15g，桃仁 15g，红花 15g，川芎 12g，当归 15g，赤芍 20g，大黄 15g，葛根 15g，柴胡 12g，枸杞子 15g，玉竹 15g，黄精 30g，甘草 10g。14 剂，水煎服，日 1 剂，早晚分服。

2013 年 1 月 15 日二诊：腰痛好转，双侧踝关节无红肿热痛，时有后背瘙痒，眼睛干涩，舌红，苔白干，脉沉。化验：血肌酐 220μmol/L，尿血酸 673μmol/L，尿蛋白（＋），效不更方，继以前方加减，共服药 50 余剂，复查血肌酐 206μmol/L，血尿酸 525μmol/L，尿蛋白（＋），病情稳定。

【按】本案痛风病多年，已并发肾功能改变，且尿中蛋白少量，符合尿酸性肾病的诊断。中医辨证属虚劳、痹病。鞠建伟教授认为，无论何种原因导致的慢性肾衰竭，均脾肾两虚为本，湿浊瘀血为标，故补脾益肾、祛湿活血是治疗慢性肾脏病的常用方法。本案益气健脾补肾与化湿解毒活血合用，标本同治，前后服药 50 余剂，症状改善。

案 3

张某，男，75 岁，2014 年 11 月 2 日初诊。病历号：2100051300。

主诉：双下肢浮肿 1 年，伴间断右足趾痛两个月。

病史：患者 1 年前出现双下肢浮肿，休息一晚后，晨起消失，未系统诊治。两个月前出现右足趾疼痛，化验肾功能改变，血肌酐 175μmol/L，血尿酸不详。

症见腰酸痛乏力，双下肢浮肿，右下肢较左重，伴足趾疼痛，舌淡红，苔白，脉沉细。尿常规：尿蛋白（－），血红蛋白 103g/L。肾功能：血肌酐 153μmol/L，血尿酸 576μmol/L。

西医诊断：痛风性肾病。

中医诊断：水肿。

辨证：肾阴亏虚，湿浊瘀血。

治则：滋阴补肾，化湿活血。

处方：熟地黄 20g，山茱萸 20g，山药 20g，茯苓 15g，牡丹皮 15g，泽泻 15g，桃仁 15g，赤芍 20g，丹参 20g，红花 15g，当归 20g，柴胡 12g，生地黄 15g，大黄 15g，土茯苓 30g，萆薢

20g，车前子 20g，薏苡仁 20g，大腹皮 30g，甘草 15g。14 剂，水煎服，日 1 剂，早晚分服。

2014 年 11 月 17 日二诊：双下肢无明显浮肿，无足趾疼痛，仍腰酸痛，乏力，右足趾皮肤色红、干裂，舌淡紫，苔白，脉弦。化验：血肌酐 140μmol/L，血尿酸 440μmol/L。

处方：熟地黄 20g，山茱萸 20g，山药 20g，茯苓 15g，牡丹皮 15g，泽泻 15g，桃仁 15g，赤芍 20g，丹参 20g，天花粉 30g，苍术 15g，黄柏 15g，牛膝 15g，大黄 15g，防己 20g，威灵仙 15g，土茯苓 30g，车前子 20g，草薢 20g，知母 15g，甘草 15g。上方 14 剂，服法同前。之后未再复诊。

【按】本案辨为肾阴亏虚、湿浊瘀血之证，西医诊为尿酸性肾病，因摄入过多嘌呤食物，致高尿酸血症。因无关节炎症表现，故未能早期发现，待有症时状，血肌酐已经高于正常，且尿检无蛋白。方中以六味地黄丸补肾，合桃红四物汤活血，加用大黄、土茯苓、草薢利湿化浊；车前子、薏苡仁、大腹皮清热利湿，利水消肿；甘草使诸药调和。二诊患者症状好转明显，加用天花粉、知母养阴清热；苍术、黄柏、牛膝三妙散清热利湿，降低血尿酸。药证相符，故而获效。

乙型肝炎病毒相关性肾病

乙型肝炎病毒相关性肾炎，简称乙肝病毒相关性肾炎。它是乙型肝炎病毒感染后损及肝脏的继发性免疫复合物性肾小球肾炎。由于乙型病毒性肝炎传染性较强，我国较为高发，其感染者（包括已发病和病毒携带）已达 1 亿多人，故乙肝病毒相关性肾炎的发病居于继发性肾小球肾炎的先列。据南京军区医院解放军肾脏病研究所对 13519 例肾活检患者的调查发现，乙型肝炎病毒相关性肾炎约占 2.5%。本病一般男性多于女性，男女之比为 1.5∶1～2∶1。

本病发病机制复杂，目前尚未完全清楚。其涉及病毒、宿主以及两者间的相互作用。其发病的可能因素为：①免疫复合物介导。②HBV 直接感染肾脏。③机体免疫功能异常。④遗传免疫学背景及病毒基因变异。

一、病因病机

中医学无乙肝相关性肾炎之病名，根据其临床表现，应属中医学"虚劳""水肿""胁痛""黄疸"等病范畴。若本病患者多疲乏无力，乙肝抗原阳性，尿中有蛋白及（或）潜血，表现为气血不足，是由于疫毒之邪侵袭，正虚无力防御，直接深潜肝肾而为患，故辨证属"虚劳"。若疫毒之邪鸱张，正气未衰与之抗争，则临床见症明显，邪郁肝气不疏，气滞血瘀，胁痛为主，则属"胁痛"。若疫毒之邪及肾，且影响到脾与三焦，水道不利，精微血液失于固摄，呈现水肿及较多的蛋白尿及（或）血尿，乃属"水肿"。若疫毒夹热，侧重犯及肝胆，胆液妄溢肌肤而见身目俱黄，则属"黄疸"范畴。中医重视以证、脉分析病因病机，寻其病位，然后立法施治，如果再参考理化结果，辨病与辨证相结合，则其优势更显。

二、诊断与鉴别诊断

（一）临床表现

乙肝相关性肾炎临床表现多样，主要有：①轻型无症状型：仅乏力，血尿及（或）蛋白尿日久难消。②肾病综合征型：可见浮肿甚至胸腹水，大量蛋白尿，可伴肉眼血尿或镜下血尿，严重者血压升高，肾功能不全；部分患者可伴有肝脏损害，出现胁痛、呕吐厌食，甚至黄疸、肝功异常等。

实验室检查除一般肾病综合征外，可有低补体血症和冷球蛋白血症。有人认为，球蛋白增高是乙肝病毒感染后肾小球肾炎的重要临床特征。血 Ig、IgA 增高，提示病变处于活动状态。乙肝相关性肾炎的肾脏病理类型多样，最常见的表现为膜性肾小球肾炎，其他可为膜增生性肾小球肾炎、系膜增生性肾小球肾炎、局灶节段性系膜增生或局灶节段硬化性肾小球肾炎、IgA 肾病等。在肾小球毛细血管袢及系膜区，可见 HBsAg、IgM、Ig、C_3 的沉积。

（二）诊断标准与鉴别诊断

1. 诊断标准

肝硬化目前国际上并无统一的诊断标准。1989 年"北京乙型肝炎病毒相关性肾炎座谈会"建议试用三条标准进行诊断：①血清 HBV 抗原阳性。②确诊肾小球肾炎，并可除外狼疮性肾炎等继发性肾小球疾病。③肾切片中可找到 HBV 抗原。符合第①②③条即可确诊，无论肾组织病理为何种改变。其中第③条为基本条件，缺此不可诊断。

2. 病理检查

肝硬化的病理类型多样，最常见的类型为乙肝病毒，此类型儿童多见。其次为肾小球肾炎、IgA 肾病、系膜增生性肾小球肾炎、局灶节段性系膜增生或局灶节段硬化性肾小球肾炎。乙肝病毒常为非典型膜性肾病，光镜下除见弥漫性肾小球基底膜增厚及钉突形成外，增厚的基膜常呈链环状，伴较明显的系膜增生；肾小球肾炎的病理表现与原发性肾炎类似，但上皮下、基膜内的免疫复合物沉积更为多见。

光镜下系膜细胞和基质弥漫性重度增生，广泛系膜插入，基底膜弥漫性增厚伴双轨征形成，常伴重度肾小管间质病变。

免疫荧光检查，除见 Ig 及 C_3 呈颗粒样沉积外，也常有 IgM、IgA 及 C1q 沉积。沉积部位除毛细血管壁外，也常见于系膜区。肾组织中 HBV 抗原 HBsAg、HBcAg、HBeAg 一个或多个阳性，阳性荧光物质分布与肾炎类型有关，HBV-MN 主要分布在肾小球毛细血管袢，呈典型的颗粒状荧光；HBV-MPGN 则毛细血管袢及系膜区兼有。系膜增生性肾炎主要位于系膜区，呈团块状。电镜检查可见大块电子致密物在上皮下、基膜内、内皮下及系膜区沉积。有时可见病毒样颗粒（30～70mm）及管网样包涵体。

3. 鉴别诊断

本病需与肾炎和肾病相鉴别。

（1）原发性膜性肾病：多发于中老年，表现为肾病综合征，可有少量镜下血尿，血清补体 C_3 正常。肾脏病理为典型膜性肾病，Ig 和 C_3 沿肾小球基底膜颗粒样沉积。肾组织无 HBV 抗原沉积。

（2）继发性膜性肾病

①狼疮性肾炎：Ⅴ型狼疮性肾炎即为膜性狼疮性肾炎。免疫病理检查呈"满堂亮"，光镜检查除 GBM 增厚外，也可有系膜增生病变。但狼疮性肾炎多发于青年女性，常伴多系统侵犯，化验抗核抗体等多种自身抗体阳性可鉴别。

②肿瘤相关性膜性肾病：可为典型或非典型膜性肾病。多见于中老年患者，肾脏病前后或者同时发现恶性肿瘤。常见肿瘤为实体瘤、白血病和淋巴瘤等。患者可表现为肾病综合征，严重水肿且体重下降，可有全身淋巴结肿大，血清肿瘤标志物阳性，肿瘤得到有效治疗后，肾病综合征可随之缓解。

（3）膜增生性肾炎

①原发性膜增生性肾炎：可分为 3 种病理类型。Ⅰ型主要表

现为免疫复合物在内皮下沉积为主。Ⅱ型沉积在 GBM 内，又称致密物沉积病，属补体缺陷性疾病。Ⅲ型在Ⅰ型基础上合并上皮下免疫复合物沉积。主要见于青少年，肾炎综合征合并肾病综合征可见补体成分持续下降。

②冷球蛋白血症肾损害：主要表现为膜增生性肾炎。血清冷球蛋白阳性，可有 HCV 感染证据，如抗 HCV 抗体或者 HCV-RNA 阳性，类风湿因子多阳性。肾脏病理光镜可见肾小球内皮细胞严重增生，大量单核细胞和多形核白细胞浸润，内皮细胞下无定形的 PAS 阳性，而刚果红阴性物质沉积，电镜可见冷球蛋白结晶。

三、辨治要点

（一）常规治疗

目前对乙肝病毒相关性肾炎的治疗尚缺乏特殊有效的方法，西医从经验出发，以抗乙型肝炎病毒为主要治疗手段；其次是降低尿蛋白，防止复发，保护肾功能，延缓病情发展。有高血压时辅助降压；有明显肝损害者，兼保肝护肝。

1. 治疗 HBV 病毒血症

（1）A-干扰素（IFN-α）：未成年人每次 3～5mg，每周3 次，成年人每次 5mg，每日 1 次，肌肉或皮下注射（首次应用前应先皮试），疗程≥6 个月。本品主要通过免疫机制抑制病毒复制。不良反应有发热、肌痛、恶心呕吐、腹痛、腹泻、骨髓抑制和自身免疫病等，停药后均能消退。

（2）拉米夫定：50mg 每日 2 次，或 100mg 每日 1 次，口服。疗程≥3 个月。如无耐药变异、病毒复制及转氨酶反跳等，可长期维持。本品属核苷酸类似物，维持治疗可以长期抑制病毒复制，降低尿蛋白。但停药后容易复发。副作用罕见，有肝损害及肝硬化者亦可服用。

2. 免疫调节剂

胸腺素：成人 3～20mg（牛）/ 次，每周 2 次，皮下或肌肉注射；或者 1～5mg（猪）/ 次，每 1～2 日，皮下或肌肉注射，疗程 6 个月。本品通过增强细胞功能而调节免疫，尤其是提高 T 细胞的免疫能力，抑制病毒复制。其对于乙肝病毒相关性肾炎有一定疗效。

3. 免疫抑制剂

本病通常不宜用免疫抑制剂，因为免疫抑制剂有可能加快 HBV 复制，使肝炎病情加重。一般仅用于肝脏损害较轻或 HBV 无明显复制及儿童乙肝病毒相关性肾炎而无肝炎临床表现者。病情极重，肾功能不全、尿少、肉眼血尿、肾活检有新月体形成或肾病综合征型者，可应用泼尼松，1mg/（kg·d），治疗 4～8 周后逐步减量至维持量 10～15mg/d、儿童 5mg，但不宜久服。其他如霉酚酸酯、雷公藤多苷、他克莫司等亦可酌情选用。同时要注意监测 HBV 复制情况及肝功能。

4. 辅助治疗

血管紧张素转换酶抑制剂（ACEI）、血管紧张素 Ⅱ 受体拮抗剂（ARB）、他汀类降脂药及双嘧达莫、尿激酶之类抗凝药，对降低尿蛋白、血脂和高血压有疗效，可酌情选用。

（二）中医辨证论治

1. 肝肾虚劳

证候：精神不振，乏力腿困，腰酸，胸胁胀闷不适，眼睑及下肢微肿，舌淡红，苔白，脉沉无力。尿检有蛋白和 / 或潜血，乙肝抗原阳性，肾组织活检可确诊。其相当于无症状型。固摄下泄，日久精气夺则虚，致成虚劳。

治则：补益肝肾，祛邪解毒。

方药：六味地黄汤加减。女贞子15g，生地黄15g，山药20g，山茱萸15g，菟丝子20g，枸杞子15g，白芍15g，丹皮15g，茯苓15g，白茅根30g，白花蛇舌草30g，柴胡12g，大青叶12g。日1剂，水煎服。

加减：潜血阳性，甚或肉眼血尿者，加三七粉4g（冲服），仙鹤草20g，以止血化瘀；气短，自汗，加黄芪30g，白术12g，太子参12g，以补气固卫；尿蛋白阳性、定量>1.5g/d者，加芡实30g，沙苑子15g，金樱子20g，以补肾摄精。

2. 疫毒炽盛，迫伤肝胆肾

证候：头晕目眩，口苦呕恶，面浮肢肿，身目发黄，胁肋胀痛，腹胀纳差，腰酸困痛，小便黄赤短少，大便不畅。镜检有血尿和/或蛋白尿，HBV抗原阳性。

治则：清热解毒，利湿退黄，疏肝益肾。

方药：柴胡15g，炒黄芩12g，赤芍12g，丹皮15g，青皮12g，白花蛇舌草30g，茯苓18g，猪苓15g，茵陈20g，大青叶12g，女贞子15g，金樱子25g，白茅根30g。日1剂，水煎服。

加减：大便秘结者，加大黄15g，炒莱菔子30g，以泄热润肠；尿血明显者，加茜草18g，槐花15g，以凉血止血；纳差厌食，加炒白术12g，炒麦芽15g，山楂15g，以健脾开胃。

3. 肝郁脾虚，余邪留滞

证候：乏力倦怠，心烦易怒，胸胁胀闷隐痛，腹胀纳差，尿黄便溏，舌淡红，苔白或薄黄，脉沉弦。蛋白尿和/或血尿迁延不消。

治则：疏肝健脾，清肃余邪。

方药：逍遥散加减。柴胡15g，白芍15g，当归15g，炒白术12g，茯苓15g，甘草6g，太子参12g，丹参18g，佛手12g，郁金12g，茵陈15g，薏苡仁30g。日1剂，水煎服。

加减：血尿为主者，加仙鹤草20g，三七粉5g（冲服），白茅根 30g，以止血化瘀；蛋白尿阳性、定量 ≥ 1.5g/d 者，加黄芪 30g，金樱子 20g，益智仁 30g，以补气摄精；厌食、便溏明显者，加砂仁 8g（后下），干姜 8g，炒麦芽 15g，以温中醒脾开胃。

4. 肾脾气阴两虚，湿热夹瘀留恋

证候：头晕气短，身倦乏力，腰酸困痛，多梦少寐，口苦纳呆，手足欠温，面肢轻度浮肿，两胁，少腹隐隐胀痛。舌淡红暗胖边有齿痕、苔黄或白略腻，脉弦细、重按无力。蛋白尿和 / 或血尿日久不消，多见于迁延不愈者。

治则：补脾益肾，清热利湿，解毒化瘀。

方药：党参 15g，黄芪 30g，炒白术 12g，茯苓 15g，炙甘草 6g，生地黄 15g，枸杞子 15g，女贞子 15g，白花蛇舌草 30g，龙葵 20g，茵陈 18g，三七 5g（冲服），连翘 15g。日 1 剂，水煎服。

加减：神疲恶寒、精神萎靡者，加制附片 8g（先煎），人参 6g，以温阳补元气；胁痛明显、胁下有痞块（肝脾大），加丹参 20g，鳖甲 25g，郁金 12g，以活血化瘀消痞。

鞠建伟教授认为，本病比较顽固，缠绵难愈，治疗贵在坚持。服药日久，正气渐复，病邪渐衰，病情方有向愈之机。各证型之间由于治疗、调养及其他因素的影响，随着正邪的消长可以发生证型转化和兼夹，医者应注意辨证施治，治随证转，以期取得良效。

四、验案精选

案 1

张某，男，14 岁，2010 年 12 月 28 日初诊。病历号：0008651117。

主诉：反复浮肿伴乏力 8 年。

病史：两岁时患乙型病毒性肝炎，当时查乙肝系列：HBsAg（＋），HBeAg（＋），抗 –HBc（＋），抗 HBcIgM（＋）。此后 1 年余

又发现尿蛋白（++），潜血（++），按乙肝病毒相关性肾炎治疗，用过猪苓多糖、胸腺素、双嘧达莫等乏效，后又用泼尼松、贺普汀、雷公藤多苷及中药等，历时 8 年，病情未有明显好转，仅尿中潜血消失，尿蛋白增为（+++），24 小时尿蛋白定量 3.3g；血浆总蛋白45g/L，白蛋白 23g/L；肝功能：ALT、GPT 35μ/L，GOT 8μ；血脂：TCh 14.78g/mmol，TG 6.98g/mmol；肾功能正常。仍眼睑、颜面浮肿，双足胫水肿，按之凹陷，口干苦，尿频量少。在外院肾穿组织活检：肾组织 15 个肾小球系膜区弥漫性轻度增生，毛细血管壁弥漫性增厚、部分狭窄，内皮细胞肿胀，未见炎细胞浸润，部分细胞肿胀、结构不清。肾小管上皮细胞颗粒变形、未见管型，间质无病变。免疫荧光检查，Ig（++）、C_3（+），肾小球毛细血管壁及多数肾小管上皮细胞内较大圆形颗粒状沉积，IgA（-），IgM（-）。免疫组化检查：HBsAg（+ ~ ++），HBcAg（++），在肾小管上皮细胞内。

症见面色萎黄少华，精神不振，口苦咽干，颜面、下肢浮肿，乏力腿困，尿黄短少，大便干，舌淡红暗、边尖红、苔薄黄，脉数略弦。乙肝系列检查基本同上，仅抗 HBcIgM 转阴，但又增抗 HbcIg 阳性。

西医诊断：乙肝病毒相关性膜性肾病。

中医诊断：水肿。

辨证：气阴两虚，水瘀互结。

治则：益气养阴，扶正祛邪，利水化瘀。

处方：太子参 10g，柴胡 12g，黄芩 10g，猪苓 15g，茯苓 15g，炒白术 12g，土茯苓 15g，车前草 15g，连翘 12g，石韦 15g，丹参 18g，莪术 12g，黄芪 30g，女贞子 12g。日 1 剂，水煎服。

2011 年 2 月 2 日二诊：上药连续服用至今，浮肿减轻，下肢已不觉酸困乏力，口干苦消失，尿利，日尿量达 2000mL，余如前。舌红暗，苔灰黄，脉弦略数。尿检蛋白仍（+++），余（－）。

上方去连翘、土茯苓；加金樱子 15g，芡实 30g，沙苑子 15g，山茱萸 10g。日 1 剂，水煎服。

2011 年 7 月 27 日三诊：近半年余一直坚持复诊，药随症加减，至今仅晨起眼睑微肿，手足心热，食眠俱佳。尿检：蛋白（+～++），24 小时尿蛋白定量 0.4g。病情基本缓解，嘱重视饮食调理，柔和锻炼。

案 2

刘某，女，40 岁，2011 年 4 月 6 日初诊。病历号：0100651140。

主诉：乏力，伴尿检异常两年。

病史：患者两年前感乏力，查尿蛋白阳性，并在外院肾活检诊断为乙肝相关性膜增生性肾小球肾炎。目前查尿蛋白（+++），潜血（+++），红细胞 50 个以上 /HP，乙肝表面抗原及 e 抗原阳性，肝功能转氨酶正常，血浆白蛋白 32g/L，肾功能在正常范畴，补体 C_3 0.45g/L，24 小时尿蛋白定量 4.35g。

症见全身乏力，短气，腰酸痛，下肢无力，口干，五心烦热，头晕目眩，舌质红，少苔，脉沉细。

西医诊断：乙肝相关性膜增生性肾小球肾炎。

中医诊断：虚劳。

辨证：肝肾气阴两虚。

治则：益气养阴固摄。

处方：熟地黄 20g，山茱萸 15g，山药 15g，茯苓 15g，牡丹皮 15g，泽泻 15g，知母 15g，黄柏 10g，龟板 20g，女贞子 20g，旱莲草 15g，黄芪 30g，党参 30g，地骨皮 15g，甘草 15g，金樱子 20g，芡实 15g。14 剂，水煎服，日 1 剂，早晚服。

2011 年 4 月 20 日二诊：药后腰酸、乏力好转，口干、头晕减轻，尿蛋白（+++），潜血（+++），红细胞 20～30/HP，24 小时尿蛋白定量 3.56g。

方上加棕榈炭 15g，地榆炭 15g。连服 30 剂，尿蛋白（++～+++），红细胞 10～15/HP。继续守方治疗半年，患者乏力缓解，尿蛋白（+～++），红细胞 3～5/HP。

【按】本病例蛋白尿病程日久，腰酸腿软，手足心热，体倦乏力，气短心悸，头晕耳鸣，咽干口燥，舌红少苔或无苔，脉沉细数，属肝肾阴亏，相火妄动，血不安谧下溢，同时又兼气虚，失于固摄，精微下注。治以补肾益气固摄，既治阴虚内热之血尿，又治气虚不摄之蛋白尿。方中知柏地黄汤为治肾阴亏耗、相火妄动、血不安谧、尿血之有效方剂，加龟板、女贞子、旱莲草、地骨皮滋肾阴降火；黄芪、党参益气固摄。气为血之帅，气行则血行，气虚则血失统摄，故用黄芪、党参补脾肺之气。重用黄芪治脾肾气虚不摄之血尿、蛋白尿有良效。本方与滋补肾阴药合用，气阴双补。药后体力增强，腰酸腿软明显好转，血尿、蛋白尿亦减少，药证相符，故可获效。

案 3

张某，男，25 岁，2012 年 10 月 9 日初诊。病历号：1600651006。

主诉：乏力，伴颜面浮肿 1 年余。

病史：母体垂直感染乙肝。1 年前出现乏力，伴颜面浮肿，查尿蛋白（+++）。外院做肾活检示：乙肝相关性膜性肾病。尿蛋白（++～+++），持续半年余不消失。目前血压正常。血浆总蛋白 45g/L，白蛋白 25g/L，球蛋白 19g/L，血清胆固醇 11.3mmol/L。肝功能、转氨酶及肾功能正常。

症见倦怠乏力，腰酸腰痛，手足凉，颜面浮肿，夜尿频，舌苔白，脉沉。

西医诊断：乙肝相关性膜性肾病。

中医诊断：水肿。

辨证：气阴两虚，湿热下注。

治则：健脾益气，补肾填精。

处方：黄芪 30g，党参 20g，熟地黄 20g，山茱萸 15g，山药 20g，茯苓 20g，泽泻 15g，牡丹皮 15g，肉桂 8g，附子 10g（先煎），菟丝子 15g，枸杞子 20g，乌贼骨 15g，金樱子 20g。14 剂，水煎，日 1 剂，早晚服。

2012 年 10 月 16 日二诊：乏力减轻，浮肿减退。

上方继服 30 余剂，诸症明显好转，体力增强。

又服药两个月后，除偶觉腰酸外，诸症消失，尿蛋白持续（++），白蛋白 30g/L，血胆固醇 7.67mmol/L。

【按】本证多见于肾小球肾炎，患者蛋白尿、血尿日久不消，临床表现为腰痛腰酸、倦怠乏力、头晕耳鸣、夜尿频多、尿清长、舌淡红、舌体胖、脉沉或无力等，故治以健脾益气，补肾填精。方中熟地黄、山茱萸补益肾阴而摄精气；黄芪、党参补气健脾；山药、茯苓、泽泻健脾渗湿；牡丹皮清血热；桂、附补命门真火，引火归元；金樱子、乌贼骨固摄精气；菟丝子以填肾精。诸药合用，使肾中真阴真阳皆得补益，阳蒸阴化，肾气充盈，精微得固，则诸症消矣。